浙江省中西医结合学会影像专业委员会科普丛书

胸部影像检查百问

主　编　许茂盛　杨光钊　夏瑞明

ZHEJIANG UNIVERSITY PRESS
浙江大学出版社

图书在版编目（CIP）数据

胸部影像检查百问 / 许茂盛，杨光钊，夏瑞明主编.
—杭州：浙江大学出版社，2019.5(2019.10 重印)
ISBN 978-7-308-19108-1

Ⅰ.①胸… Ⅱ.①许… ②杨… ③夏… Ⅲ.①胸腔疾
病—影像诊断—问题解答 Ⅳ.①R560.4-44

中国版本图书馆 CIP 数据核字(2019)第 078793 号

胸部影像检查百问

许茂盛 杨光钊 夏瑞明 主编

责任编辑	冯其华(zupfqh@zju.edu.cn)	
责任校对	季 峥	
封面设计	周 灵	
出版发行	浙江大学出版社	
	（杭州市天目山路 148 号 邮政编码 310007）	
	（网址:http://www.zjupress.com）	
排 版	杭州中大图文设计有限公司	
印 刷	虎彩印艺股份有限公司	
开 本	710mm×1000mm 1/16	
印 张	9.75	
字 数	196 千	
版 印 次	2019 年 5 月第 1 版 2019 年 10 月第 2 次印刷	
书 号	ISBN 978-7-308-19108-1	
定 价	50.00 元	

《胸部影像检查百问》编委会

序

自 1895 年德国物理学家威廉·伦琴发现 X 线以来,医学影像学发展迅猛,各种影像技术如数字 X 线摄影、X 线计算机体层成像(computed tomography,CT)、磁共振成像(magnetic resonance imaging,MRI)等层出不穷,各种检查或扫描方法日新月异。而让普通民众更好地了解与利用这些先进设备和成像技术则成为我们影像专业工作者义不容辞的责任。

浙江省中西医结合学会影像专业委员会(以下简称专委会)成立于 1991 年,致力于推动中西医结合医学影像学研究和应用的学术进步、会员专业能力的提高以及影像知识的科学普及和推广应用等工作。鉴于此,专委会组织了 46 位省内医学影像学领域的专家、学者,经过 2 年多时间收集了省内多家大型医院以及市、县医院日常工作中经常遇到的、民众普遍关心的胸部疾病影像检查问题并进行了归纳、总结,提炼出 199 个具体的问题并逐一做出解答,希望有助于广大民众了解胸部影像检查方法、报告结果解读等,为打造"健康中国"添砖加瓦。

专委会专家、学者在准备问题和解答时认真查阅相关资料,并结合自己的研究和临床实践成果,如有关 CT 和 MRI 对比剂方面内容参阅了美国放射学院(American College of Radiology,ACR)2017 年 6 月更新的对比剂手册和中华医学会放射学分会对比剂安全使用工作组 2014 年的指南,有关辐射防护参考了联合国原子辐射效应科学委员会(United Nations Scientific Committee on the Effect of Atomic Radiation,UNSCEAR)2010 年度报告及国际放射防护委员会(International Commission on Radiological Protection,ICRP)、世界卫生组织(World Health Organization,WHO)和我国的辐射防护标准,有关肺部疾病的内容参考了费莱施纳学会(Fleischner Society)等国际上公认的专业学会的文献资料和国内医学院校的教科书。

　　需要强调的是,科普书并不能替代临床上的问医就诊,当遇到具体问题时,请及时前往医院就诊或咨询临床医师。

　　尽管专委会专家、学者已尽最大努力编撰这本科普书,但由于影像医学发展迅猛,且编委们的学识以及时间有限,因此其中谬误在所难免,在此恳请读者朋友们不吝指正。

许茂盛　　杨光钊　　夏瑞明

2018 年 10 月 6 日于杭州

目　录

第1章　检查方法 ……………………………………………………… 1

  第1节　基础知识 …………………………………………………… 1

    1.1.1　胸部影像检查方法有哪些? ……………………………… 1

    1.1.2　胸部各种影像检查方法都有什么特点? ………………… 1

  第2节　X线检查 …………………………………………………… 4

    1.2.1　什么是胸透? 哪些情况可采用胸透检查? ……………… 4

    1.2.2　什么是胸部 X 线摄片? …………………………………… 4

    1.2.3　什么是 CR 和 DR? ……………………………………… 5

    1.2.4　哪些情况需采用胸部 X 线摄片检查? …………………… 5

    1.2.5　胸部 X 线摄片前受检者需要做哪些准备工作? ………… 5

    1.2.6　胸部 X 线摄片时受检者需要注意什么? ………………… 6

    1.2.7　胸部 X 线摄片是如何进行的? …………………………… 6

    1.2.8　胸部 X 线摄片检查结果未见异常是否就表示胸部一切

          正常? ……………………………………………………… 7

  第3节　CT 检查 …………………………………………………… 8

    1.3.1　什么是 CT、螺旋 CT、双源 CT 和 PET/CT? ………… 8

    1.3.2　哪些情况需采用胸部 CT 检查? …………………………… 9

    1.3.3　胸部 CT 检查前受检者需要做哪些准备工作? …………… 10

    1.3.4　胸部 CT 检查时受检者需要注意什么? ………………… 10

    1.3.5　胸部 CT 检查是如何进行的? …………………………… 10

    1.3.6　何谓胸部 CT 平扫? ……………………………………… 10

    1.3.7　什么情况下需做胸部 CT 平扫? ………………………… 11

    1.3.8　何谓低剂量 CT 扫描? …………………………………… 11

    1.3.9　何谓高分辨力 CT 扫描? ………………………………… 11

    1.3.10　何谓 CT 增强扫描? …………………………………… 12

    1.3.11　什么情况下需做 CT 增强扫描? ……………………… 12

1.3.12 CT 增强扫描用的是什么药？ ……………………………… 12

1.3.13 CT 增强扫描前是否需要做皮试？ …………………………… 13

1.3.14 何谓 CT 冠脉成像？ …………………………………………… 13

1.3.15 CT 冠脉检查一定要屏气吗？ ………………………………… 14

1.3.16 胸部 CT 检查结果未见异常是否就表示胸部一切

正常？ ……………………………………………………………… 14

第 4 节 MRI 检查 …………………………………………………………… 15

1.4.1 哪些情况需采用胸部 MRI 检查？ …………………………… 15

1.4.2 胸部 MRI 检查前受检者需要做哪些准备工作？ ………… 15

1.4.3 胸部 MRI 检查时受检者需要注意什么？ ………………… 15

1.4.4 胸部 MRI 检查是如何进行的？ ……………………………… 15

1.4.5 装有心脏起搏器、各种支架和钢板等内固定物者可以做

胸部 MRI 吗？ ………………………………………………… 16

1.4.6 何谓胸部 MRI 平扫？ ………………………………………… 17

1.4.7 什么情况下需做胸部 MRI 平扫？ ………………………… 17

1.4.8 何谓胸部 MRI 增强扫描？ …………………………………… 17

1.4.9 什么情况下需做胸部 MRI 增强扫描？ …………………… 17

1.4.10 胸部 MRI 增强扫描用的是什么药？ ……………………… 18

1.4.11 MRI 增强扫描对人体有害吗？ ……………………………… 18

1.4.12 心脏 MRI 扫描技术有哪些？检查时间长吗？ ………… 19

1.4.13 心脏 MRI 的优势有哪些？ ………………………………… 19

1.4.14 胸部 MRI 检查结果未见异常是否就表示胸部一切

正常？ ……………………………………………………………… 20

第 5 节 血管造影检查 ……………………………………………………… 21

1.5.1 什么是胸部血管造影？ ………………………………………… 21

1.5.2 哪些情况需采用胸部血管造影？ ……………………………… 22

1.5.3 血管造影前受检者需要做哪些准备工作？ ………………… 22

1.5.4 血管造影时受检者需要注意什么？ ………………………… 23

1.5.5 血管造影是如何进行的？ ……………………………………… 23

1.5.6 血管造影术后受检者需要注意什么？ ……………………… 23

第 6 节 PET/CT 检查 ……………………………………………………… 24

1.6.1 哪些情况需采用胸部 PET/CT 检查？ …………………… 24

1.6.2　PET/CT 检查前受检者需要做哪些准备工作？　………　24

1.6.3　PET/CT 检查时受检者需要注意什么？　………　24

1.6.4　PET/CT 检查是如何进行的？　………　25

1.6.5　PET/CT 是不是能检查出所有肿瘤？　………　25

1.6.6　PET/CT 是不是一定能鉴别出肿瘤的良恶性？　………　26

1.6.7　做 PET/CT 检查后还需要做活检吗？　………　27

第 7 节　超声检查　………　28

1.7.1　哪些情况需采用胸部超声检查？　………　28

1.7.2　胸部超声检查前受检者需要做哪些准备工作？　………　28

1.7.3　胸部超声检查时受检者需要注意什么？　………　28

1.7.4　超声检查是如何进行的？　………　28

1.7.5　何谓心脏超声检查？　………　29

1.7.6　心超与 B 超有什么差别？　………　29

第 2 章　辐射安全　………　30

第 1 节　基础知识　………　30

2.1.1　何谓辐射？　………　30

2.1.2　辐射剂量是如何计量的？　………　31

2.1.3　对正常人体造成损伤的辐射剂量是多少？　………　31

2.1.4　哪些影像检查有辐射？对人体损伤大吗？　………　31

2.1.5　胸部 X 线摄片与 CT 检查哪个辐射剂量大？　………　31

2.1.6　低剂量 CT 扫描的辐射剂量有多低？　………　32

2.1.7　两次胸部放射检查需要间隔多长时间？　………　32

2.1.8　PET/CT 检查安全吗？其辐射剂量是多少？　………　32

第 2 节　特殊人群　………　33

2.2.1　胸部 X 线摄片或 CT 检查后间隔多长时间可以怀孕？　………　33

2.2.2　胸部 X 线摄片或 CT 检查后发现意外怀孕怎么处理？　……　33

2.2.3　已经怀孕 2～15 周的女性可以做胸部 X 线摄片或
　　　　CT 检查吗？　………　33

2.2.4　怀孕超过 15 周的女性接受胸部放射检查会产生什么
　　　　影响？　………　34

2.2.5　哺乳期女性可以做胸部 X 线摄片或 CT 检查吗？　………　34

2.2.6 近期准备要孩子的男性可以做胸部 X 线摄片或 CT

检查吗？ ··· 34

2.2.7 婴幼儿、新生儿、儿童及青少年可以做胸部 X 线摄片或 CT

检查吗？ ··· 34

2.2.8 老年人可以做胸部 X 线摄片或 CT 检查吗？ ············· 35

第 3 章　影像检查结果解读 ··· 36

第 1 节　正常表现解读 ·· 36

3.1.1 胸部 X 线摄片和 CT 检查结果报告胸部未见异常说明

什么？ ··· 36

3.1.2 什么是肺野？ ·· 36

3.1.3 什么是肺门影？ ··· 36

3.1.4 什么是肺实质？ ··· 37

3.1.5 什么是肺间质？ ··· 38

3.1.6 什么是纵隔？ ·· 38

3.1.7 纵隔如何分区？ ··· 38

3.1.8 什么是心影？ ·· 39

3.1.9 什么是肺纹理？ ··· 39

第 2 节　肺部基本病理表现解读 ·· 40

3.2.1 什么是肺纹理增多？ ··· 40

3.2.2 吸烟的人是不是肺纹理就增多？ ·························· 40

3.2.3 什么是纤维增殖灶？ ··· 41

3.2.4 什么是钙化点？ ··· 41

3.2.5 什么是肺部肿块？ ·· 41

3.2.6 什么是肺部结节？ ·· 42

3.2.7 肺部结节就是肺癌吗？ ·· 42

3.2.8 发现肺部结节怎么办？磨玻璃结节就是肺癌吗？ ········· 43

3.2.9 随访 2 年没有变化的结节一定是良性的吗？ ············ 44

3.2.10 什么是空洞？ ·· 45

3.2.11 什么是空腔？ ·· 46

3.2.12 什么是肺间质病变？ ··· 47

3.2.13 什么是肺气肿？ ··· 48

3.2.14　什么是肺大疱？ ……………………………… 48

3.2.15　什么是肺不张？ ……………………………… 49

第 3 节　支气管和肺部疾病解读 ………………………… 51

3.3.1　什么是支气管扩张？CT 图像上有何表现？ …… 51

3.3.2　什么是肺隔离症？影像学上有何表现？ ……… 51

3.3.3　什么是肺动静脉畸形？影像学上有何表现？ … 52

3.3.4　什么是肺囊肿？影像学上有何表现？ ………… 53

3.3.5　什么是大叶性肺炎？影像学上有何表现？ …… 54

3.3.6　什么是小叶性肺炎？影像学上有何表现？ …… 54

3.3.7　什么是间质性肺炎？影像学上有何表现？ …… 55

3.3.8　什么是肺脓肿？影像学上有何表现？ ………… 56

3.3.9　什么是肺炎性肌纤维母细胞瘤？影像学上有何表现？ … 57

3.3.10　什么是原发型肺结核？影像学上有何表现？预后
　　　　如何？ ………………………………………… 58

3.3.11　什么是肺门淋巴结结核？影像学上有何表现？ … 60

3.3.12　什么是血行播散型肺结核？影像学上有何表现？ … 60

3.3.13　什么是继发型肺结核？影像学上有何表现？ … 61

3.3.14　什么是陈旧性肺结核？ ……………………… 62

3.3.15　什么是结核球？ ……………………………… 63

3.3.16　什么是干酪性肺炎？影像学上有何表现？ … 63

3.3.17　什么是Ⅳ型肺结核？影像学上有何表现？ … 64

3.3.18　什么是肺癌？影像学上有何表现？ ………… 65

3.3.19　什么是肺腺癌？其有什么特点？ …………… 68

3.3.20　什么是肺鳞癌？其有什么特点？ …………… 69

3.3.21　什么是小细胞肺癌？其有什么特点？ ……… 70

3.3.22　什么是早期肺癌？ …………………………… 70

3.3.23　什么是中晚期肺癌？ ………………………… 73

3.3.24　什么是肺部转移瘤？影像学上有何表现？ … 73

3.3.25　什么是肺错构瘤？影像学上有何表现？ …… 74

3.3.26　什么是硬化性肺泡细胞瘤？影像学上有何表现？ … 75

3.3.27　什么是肺曲菌病？影像学上有何表现？ …… 75

3.3.28　什么是肺结节病？影像学上有何表现？ …… 76

3.3.29　什么是肺间质纤维化？影像学上有何表现？ ………… 77

第4节　纵隔疾病解读 …………………………………………… 79
　　3.4.1　什么是胸内甲状腺肿？影像学上有何表现？ ………… 79
　　3.4.2　什么是胸腺瘤？影像学上有何表现？ ……………… 80
　　3.4.3　什么是纵隔畸胎瘤？影像学上有何表现？ ………… 80
　　3.4.4　什么是纵隔淋巴瘤？影像学上有何表现？ ………… 81
　　3.4.5　什么是纵隔囊肿？影像学上有何表现？ …………… 82
　　3.4.6　什么是神经源性肿瘤？影像学上有何表现？ ……… 83

第5节　胸膜疾病解读 …………………………………………… 85
　　3.5.1　什么是胸腔积液？影像学上有何表现？ …………… 85
　　3.5.2　什么是气胸？影像学上有何表现？ ………………… 86
　　3.5.3　什么是胸膜增厚、粘连？影像学上有何表现？ …… 87

第6节　胸部外伤和膈肌病变解读 ……………………………… 89
　　3.6.1　什么是肺挫伤？影像学上有何表现？ ……………… 89
　　3.6.2　什么是肺撕裂伤？影像学上有何表现？ …………… 89
　　3.6.3　胸部外伤为什么建议复查？ ………………………… 90
　　3.6.4　为什么部分肋骨骨折患者复查时肋骨骨折数会有增多？ …… 90
　　3.6.5　什么是膈疝？影像学上有何表现？ ………………… 91

第7节　心血管病变解读 ………………………………………… 92
　　3.7.1　什么是心影增大？ …………………………………… 92
　　3.7.2　什么是二尖瓣型心影增大？ ………………………… 93
　　3.7.3　什么是主动脉型心影增大？ ………………………… 93
　　3.7.4　什么是普大型心影增大？ …………………………… 94
　　3.7.5　什么是肺充血？影像学上有何表现？ ……………… 94
　　3.7.6　什么是肺淤血？影像学上有何表现？ ……………… 94
　　3.7.7　什么是间质性肺水肿？影像学上有何表现？ ……… 95
　　3.7.8　什么是肺泡性肺水肿？影像学上有何表现？ ……… 95
　　3.7.9　什么是肺动脉栓塞？影像学上有何表现？ ………… 96
　　3.7.10　什么是镜面右位心？影像学上有何表现？ ……… 97
　　3.7.11　什么是右位主动脉弓？影像学上有何表现？ …… 97
　　3.7.12　什么是房间隔缺损？影像学上有何表现？ ……… 98
　　3.7.13　什么是室间隔缺损？影像学上有何表现？ ……… 99

3.7.14　什么是动脉导管未闭？影像学上有何表现？ …………… 100

3.7.15　什么是法洛四联症？影像学上有何表现？ …………… 101

3.7.16　什么是肺源性心脏病？影像学上有何表现？ …………… 102

3.7.17　什么是高血压性心脏病？影像学上有何表现？ …………… 103

3.7.18　什么是风湿性心脏病？影像学上有何表现？ …………… 104

3.7.19　什么是冠心病？影像学上有何表现？ …………… 107

3.7.20　什么是心肌病？影像学上有何表现？ …………… 109

3.7.21　什么是心包积液？影像学上有何表现？ …………… 111

3.7.22　什么是缩窄性心包炎？影像学上有何表现？ …………… 113

3.7.23　什么是主动脉瘤？影像学上有何表现？ …………… 114

3.7.24　什么是主动脉夹层？影像学上有何表现？ …………… 115

第4章　介入治疗 ……………………………………………………… 118

　第1节　基础知识 ………………………………………………… 118

　　4.1.1　什么是介入放射学？ …………………………………… 118

　　4.1.2　胸部介入放射学技术有哪些？ ………………………… 118

　第2节　穿刺活检术 ……………………………………………… 120

　　4.2.1　什么是穿刺活检术？其适用于哪些情况？ …………… 120

　　4.2.2　胸部病灶穿刺活检术前患者需要做哪些准备工作？ …… 120

　　4.2.3　胸部病灶穿刺活检术时患者需要注意什么？ ………… 120

　　4.2.4　胸部病灶穿刺活检术是如何进行的？ ………………… 121

　　4.2.5　胸部病灶穿刺活检结果阴性是否就没事了？ ………… 121

　　4.2.6　胸部病灶穿刺活检术后患者需要注意什么？ ………… 121

　第3节　消融术 …………………………………………………… 122

　　4.3.1　什么是肺部病灶消融术？其适用于哪些情况？ ……… 122

　　4.3.2　肺部病灶消融术前患者需要做哪些准备工作？ ……… 122

　　4.3.3　肺部病灶消融术时患者需要注意什么？ ……………… 122

　　4.3.4　肺部病灶消融术是如何进行的？ ……………………… 123

　　4.3.5　肺部病灶消融术后患者需要注意什么？ ……………… 125

　第4节　动脉栓塞术 ……………………………………………… 126

　　4.4.1　什么是支气管动脉栓塞术？其适用于哪些情况？ …… 126

　　4.4.2　支气管动脉栓塞术前患者需要做哪些准备工作？ …… 127

4.4.3 支气管动脉栓塞术时患者需要注意什么？ …………… 127

4.4.4 支气管动脉栓塞术是如何进行的？ ………………… 127

4.4.5 支气管动脉栓塞术后患者需要注意什么？ ………… 128

第5节 放射性粒子治疗 ……………………………………… 129

4.5.1 什么是肺部放射性粒子治疗？其适用于哪些情况？ … 129

4.5.2 肺部放射性粒子治疗前患者需要做哪些准备工作？ … 130

4.5.3 肺部放射性粒子治疗时患者需要注意什么？ ……… 130

4.5.4 肺部放射性粒子治疗是如何进行的？ …………… 130

4.5.5 肺部放射性粒子治疗后患者需要注意什么？ ……… 131

第6节 心血管介入治疗 ……………………………………… 132

4.6.1 主动脉瘤可采用什么介入治疗方法进行治疗？ …… 132

4.6.2 主动脉夹层可采用什么介入治疗方法进行治疗？ … 133

4.6.3 肺动脉栓塞可采用什么介入治疗方法进行治疗？ … 134

4.6.4 房间隔缺损可采用什么介入治疗方法进行治疗？ … 135

4.6.5 室间隔缺损可采用什么介入治疗方法进行治疗？ … 137

4.6.6 动脉导管未闭可采用什么介入治疗方法进行治疗？ … 139

4.6.7 法洛四联症可采用什么介入治疗方法进行治疗？ … 140

4.6.8 冠心病可采用什么介入治疗方法进行治疗？ ……… 140

第7节 超声介入 ……………………………………………… 142

4.7.1 肺部肿块超声导向穿刺的适应证与禁忌证有哪些？ …… 142

4.7.2 超声介入应用于心脏疾病诊治有何临床意义？ ……… 142

第 1 章

检查方法

第 1 节　基础知识

1.1.1　胸部影像检查方法有哪些?

胸部影像检查方法有 X 线透视、X 线摄片、X 线计算机体层成像(computed tomography,CT)、磁共振成像(magnetic resonance imaging,MRI)、X 线血管造影、正电子发射体层扫描与 X 线计算机体层成像(positron emission tomography/computed tomography,PET/CT)和超声检查等。

1.1.2　胸部各种影像检查方法都有什么特点?

胸部影像检查方法比较丰富,其各自的特点如下。

(1)X 线透视:曾是临床工作中普遍采用的一种放射检查方法,在诊断胸部疾病方面具有价廉、实时等优点,并能通过受检者呼吸变化、体位变动等动态观察病灶。但胸透存在影像质量不高、辐射剂量较大和图像保存困难等缺点,故目前已基本停用。

(2)X 线摄片:目前胸部疾病最简便、最常用的一种检查方法,其对比度及清晰度均较好,但存在前后或左右结构重叠的缺点。

(3)CT:中文全称是 X 线计算机体层成像,属于横断面扫描图像,其密度分辨力高,克服了 X 线摄片影像重叠的缺点,可直接显示摄片无法显示的病变。CT 检查比较方便、安全,必要时还可以加做增强扫描,使纵隔结构或病灶的显示更加清晰。CT 检查的病变检出率和诊断准确率高,已逐渐成为胸部影像检查的主要方法,但其存在辐射剂量较大、检查费用高等缺点。

(4)MRI:利用人体内的氢质子和磁场的相互作用进行成像,因此无 X 线检查的辐射,对各种软组织的分辨力明显高于 CT,可获得人体任意方向断面的图像,且不使用对比剂或使用少量对比剂即可清晰显示血管,有利于多维度观察和分析病变。但 MRI 存在设备昂贵、检查费用高、扫描时间长、对钙化的显示不敏感等缺点。由于肺部气体不利于 MR 成像,故胸部 MRI 不如 CT 常用,其主要用于肺癌的术前分期、纵隔肿瘤的鉴别和心脏大血管病变的诊断。

(5)X 线血管造影:通过将导管送入需要显示的血管并注射对比剂进行 X 线连续摄影来显示血管影像的一种检查方法,可清晰显示肺动脉、支气管动脉、主动脉和冠状动脉等胸部血管,并用于相关的介入治疗。X 线血管造影属于微创检查,检查费用较高。

(6)PET/CT:PET 与 CT 一体化,由 PET 提供病灶详尽的功能与代谢等分子信息,而 CT 提供病灶的精确解剖定位,一次显像即可获得全身的代谢和断层解剖图像,具有诊断敏感度高、定位准确等优点。PET/CT 现已广泛应用于多种疾病的诊断与鉴别诊断、病情判断、疗效评价、脏器功能研究等方面,特别是肿瘤的早期检出和预后评价等。但 PET/CT 存在辐射剂量高、检查费用昂贵、扫描费时、特异性不够高等缺点。

(7)超声检查:利用超声波(医学诊断用的超声波频率在 $1\sim20MHz$)进行成像,故无辐射。超声检查可获得人体横断面、冠状面、矢状面等任意断面的图像,且操作简便,对胸腔积液和心脏病变的检查有其独特之处。

总之,胸部各种影像检查方法各有特点(表 1-1),使用时应根据检查目的、受检者的具体情况等加以综合考虑,如发现病变,则医师还需要结合不同的检查方法相互印证方可做出比较可靠的诊断。

表 1-1 胸部影像检查方法的特点

检查方法	特　点				
	简便快捷	图像质量	检查费用	辐射剂量	诊断价值
X 线透视	++	+	——	++	+
X 线摄片	++++	++	—	+	++
CT	+++	++++	+	+++	++++

续表

检查方法	特 点				
	简便快捷	图像质量	检查费用	辐射剂量	诊断价值
MRI	＋	＋＋	＋＋	－	＋＋＋
X 线血管造影	－－	＋＋＋	＋＋＋	＋＋＋＋	＋＋＋
PET/CT	－	＋＋＋	＋＋＋＋	＋＋＋＋	＋＋＋＋
超声检查	＋＋	＋＋	－	－	＋＋

注:"＋"表示简便快捷、图像质量、检查费用、辐射剂量和诊断价值 5 项特点较高,"－"表示各项特点较低。

第 2 节　X 线检查

1.2.1　什么是胸透？哪些情况可采用胸透检查？

胸部 X 线透视,简称胸透,指通过 X 线穿透胸部后在荧光屏或数字显示屏上直接显示图像进行观察的一种检查方法。

胸透操作简便,临床上有咳嗽、胸痛等症状,怀疑肺部、胸膜或纵隔、心脏大血管疾病都可以采用胸透检查。胸透因费用低,过去常用于健康体检。但胸透存在图像清晰度不佳、不便于保存以及辐射剂量较大等缺点,故当前已逐渐被 X 线摄片替代。

1.2.2　什么是胸部 X 线摄片？

胸部 X 线摄片指利用具有一定穿透力的 X 线对人体胸部进行投射,X 线在穿过胸部后会发生不同程度的衰减,剩余的 X 线经医用胶片而显像,俗称"拍胸片"(图 1-1)。胸部 X 线摄片是肺部、纵隔、心脏大血管和胸膜等疾病检查的一种方法,目前常用的是 CR 和 DR(详见 1.2.3 问)。

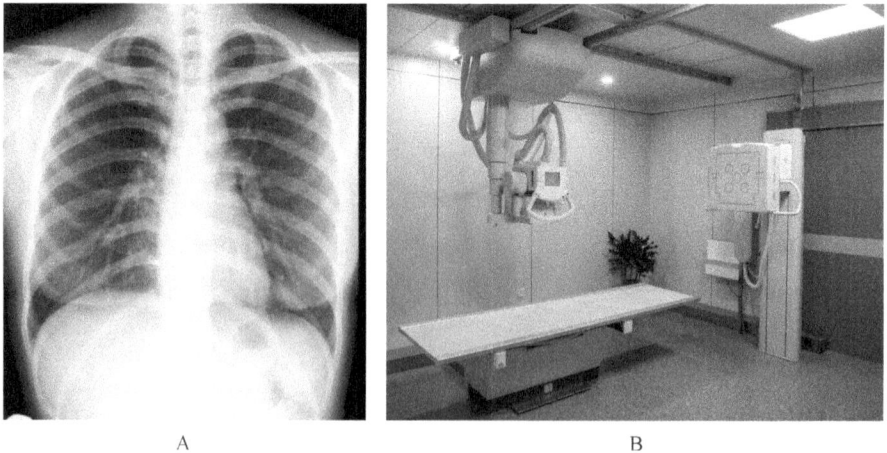

A   B

图 1-1　胸部 X 线摄片
A.胸部正位;B.摄片机房

1.2.3　什么是 CR 和 DR?

　　CR 和 DR 都属于数字 X 线成像技术。CR 是"计算机 X 线摄影"(computed radiography)的英文缩写,是指以 X 线成像板(imaging plate,IP)作为载体记录 X 线曝光后形成的信息,再经计算机处理形成数字影像的一种检查技术,又称间接数字 X 线摄影。

　　DR 是"数字 X 线摄影"(digital radiography)的英文缩写,是指将穿过人体后的 X 线由平板探测器(flat panel detector,FPD)探测的模拟信号直接数字化而形成数字影像的一种检查技术,又称直接数字 X 线摄影。

　　传统的摄片技术获得的是模拟图像,而 CR 和 DR 获得的是数字图像。数字图像的优点是:①图像亮度(即灰度)可以调节,以获取最佳的观察效果;②降低了 X 线辐射剂量;③图像可以加工处理(后处理),丰富了观察内容,提高了诊断效能;④图像可以用硬盘等存储和通过网络传输,方便图像管理、调阅和远程会诊。其缺点是空间分辨力比模拟图像略低。

　　DR 比 CR 图像清晰度高、检查速度快、所需 X 线剂量小,故目前已逐渐取代 CR。

1.2.4　哪些情况需采用胸部 X 线摄片检查?

　　临床上怀疑胸部(包括气管、支气管、肺部、胸膜、纵隔、横膈、心脏、肋骨、锁骨等)的各种疾病,都可以采用胸部 X 线摄片检查(简称胸片)来明确或排除诊断。另外,胸部 X 线摄片检查还常用于健康检查。

1.2.5　胸部 X 线摄片前受检者需要做哪些准备工作?

　　(1)受检者首先需要配合技师核对姓名、性别、年龄、检查部位、检查目的等关键信息,确认所做检查是否正确。

　　(2)检查前受检者应去除胸部一切可能影响图像质量的物品,如厚的衣服或者含铅漆印字图案的衣服、女性文胸、项链、上衣口袋中的物品、敷贴的膏药等,长头发应盘起。

　　(3)育龄期女性在检查前必须确认自己是否怀孕或者近期是否准备怀孕,以免受到潜在的辐射影响。因故必须进行检查的,应做好辐射防护措施,以降低辐射影响。

1.2.6 胸部 X 线摄片时受检者需要注意什么?

胸部摄片的体位有正位、侧位、斜位。正位摄片时受检者需要双手叉腰,两肘内旋,以使肩胛骨外移,不与肺野重叠。侧位摄片时受检者双手需上举抱头。斜位摄片时受检者需一手叉腰,另一手上举抱头。同时,受检者按照技师的要求站在胸片架前,尽量紧贴胸片架,配合口令进行深吸气后屏气。

在摄片过程中,受检者身体不能有任何移动,待技师通知摄片结束,方可正常呼吸和移动。一般情况下受检者站着摄片,年老体弱者需要有家属陪同,病情较重者可以取坐位或卧位进行检查;此外,正位摄片时受检者也可以站立双手环抱胸片架。

1.2.7 胸部 X 线摄片是如何进行的?

受检者站立于胸片架前,摆好体位(图 1-2),年老体弱或病情较重者可以取坐位或卧位,技师调整好 X 线球管位置和方向、胸片架高度后,进入控制室操作机器,受检者配合技师要求进行屏气等动作,然后技师操作摄片按钮。曝光时间很短,受检者不会有任何感觉,摄片即结束。

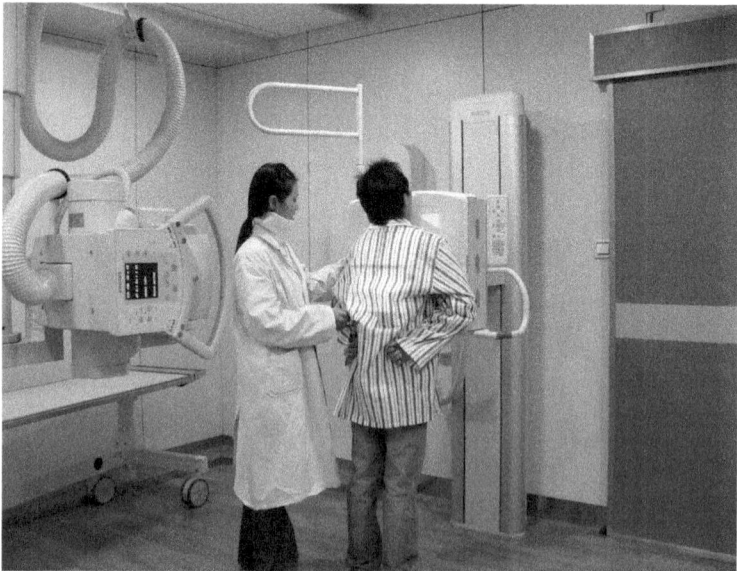

图 1-2 胸部站立正位摄片体位

1.2.8　胸部 X 线摄片检查结果未见异常是否就表示胸部一切正常?

　　不一定。胸部 X 线摄片检查结果未见异常并不表示胸部一定没有问题。一方面,因为胸片的分辨力有一定限度,所以肺部细小病灶很难检出,如随着低剂量胸部 CT 筛查的普及,越来越多的肺部小结节被检查出来,但这些人的胸片检查常常是正常的,部分轻微的肋骨骨折胸片也难以显示。另一方面,因为胸片是一种重叠的图像,所以存在一定的盲区,如心脏大血管后方区、肺底膈肌前后等,位于这些盲区的病灶也往往很难被发现。另外,胸片只能反映形态和密度的改变,部分功能性的改变往往无法被发现,如心律失常等。

第3节　CT检查

1.3.1　什么是 CT、螺旋 CT、双源 CT 和 PET/CT?

CT:CT 是"X线计算机体层成像"的英文缩写。CT 利用 X 线束对人体选定部位进行旋转扫描,由探测器接收透过该层面的 X 线,将接收到的信号转化成计算机可以处理的数字信号,然后通过计算机处理形成图像。

螺旋 CT:CT 从 20 世纪 70 年代诞生到现在,其中一个重要的发展是"滑环"技术。在这之前的 CT 设备,产生 X 线的两个重要部件高压发生器与球管之间通过电缆连接,球管旋转扫描人体一圈后需要停下来倒转复位才能进行下一次扫描。"滑环"由一个宽带状的环形铜条和碳刷构成活动式连接,代替原有电缆的插座式固定连接,如此实现了 CT 螺旋式连续扫描,这种类型的 CT 称为螺旋CT(图 1-3)。螺旋 CT 的发展应用使其扫描速度明显提高,扫描范围也随之增大。因是连续不间断扫描,故显著提高了图像的后处理能力。

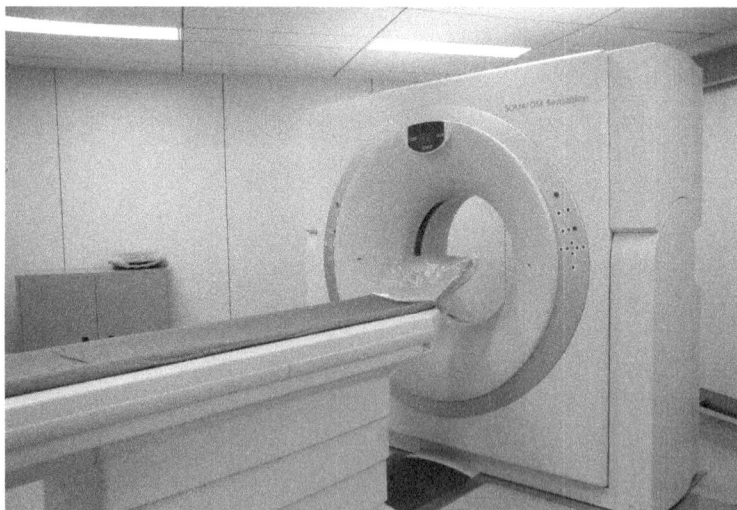

图 1-3　多层螺旋 CT 机

多层螺旋 CT：利用探测器排列和数据采集技术的改进，使 X 线球管旋转扫描一圈可以获得多个层面的图像，故称为多层螺旋 CT。现在扫描一圈最多可以获得 320 层图像。

双源 CT：尽管螺旋 CT 使扫描速度明显提高，但其仍受球管旋转时重力加速度的影响，从而限制了扫描时间的进一步缩短。例如，目前拍摄一个胸部 X 线正位片仅需不到 0.01 秒的曝光时间，而螺旋 CT 扫描一圈仍需要约 0.3 秒，相差 30 多倍。为进一步提高扫描速度，科学家设计了用两套球管同时对人体进行扫描的 CT，称为双源 CT。双源 CT 可以使扫描速度在原来的基础上提高 1 倍，并且根据需要可以分别采用不同的 X 线能量进行同时扫描，从而获得更多的信息帮助医师诊疗。

PET/CT：由 PET 与 CT 有机组合而成。PET 是"正电子发射体层扫描"的英文缩写，是利用一些半衰期很短的放射性物质，在衰变过程中释放出正电子，正电子在行径过程中"湮灭"，发出光子，光子被高度灵敏的照相机捕捉到，并经计算机进行散射和随机信息的校正获得图像。PET 是在活体上显示生物分子代谢、受体及神经介质活动的一种新型显像技术，但是其空间分辨力较低。因此，将 PET 和 CT 结合起来，利用 CT 显示解剖结构的优势，在一定程度上能弥补 PET 在解剖定位上的局限（图 1-4）。

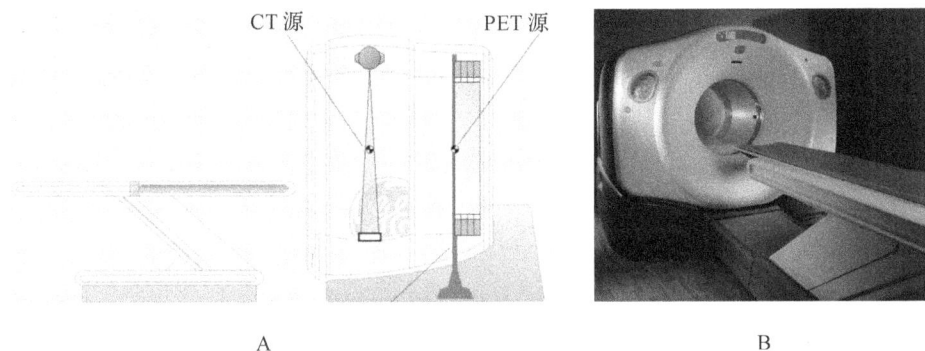

图 1-4　PET/CT
A. PET/CT 结构图；B. PET/CT 机

1.3.2　哪些情况需采用胸部 CT 检查？

凡是怀疑胸部病变，包括肺、纵隔、心脏大血管、胸膜、肋骨、胸壁软组织等的疾病，都可以采用 CT 检查。

1.3.3 胸部 CT 检查前受检者需要做哪些准备工作?

(1)受检者首先需要配合技师核对姓名、性别、年龄、检查部位、检查目的等关键信息,确认所做检查是否正确。

(2)检查前受检者需要除去上身所有的金属物,如各种项链挂件、打火机、硬币、女性文胸、金属扣子等。

(3)女性在检查前必须确认自己是否怀孕或者近期是否准备怀孕,以免辐射影响胎儿发育。因故必须进行检查的,应做好腹部防辐射工作。

(4)如行 CT 增强扫描需要注入对比剂,为了避免或者降低对比剂胃肠道反应造成呕吐引起窒息的风险,检查前应禁食 4 小时,并嘱受检者或其家属签署对比剂使用知情同意书。

(5)如行冠状动脉 CT 成像,则在检查前应控制受检者的心率,稳定心律。

1.3.4 胸部 CT 检查时受检者需要注意什么?

在进行 CT 平扫时,受检者卧于检查床上,并保持身体放松、止动。根据技师或语音提示配合检查,如"平静吸气,屏住呼吸"等。如行增强扫描,需要快速从静脉注射对比剂,俗称"打药"。检查时可能出现对比剂引起的身体一过性热感,此时受检者不用紧张。在注射对比剂的过程中,如注射部位出现疼痛,则可能发生对比剂外渗,此时受检者应立即示意,需要技师及时处理。

1.3.5 胸部 CT 检查是如何进行的?

胸部 CT 平扫:受检者仰卧在 CT 检查床上,双臂上举。技师先做一个定位扫描,获得定位图像,然后根据该图像确定胸部扫描范围,并进行正式扫描,扫描后即完成检查。

胸部 CT 增强扫描:在平扫的基础上,通过高压注射器向血管内注入对比剂,然后扫描 2 次,分别获得动脉期及静脉期的图像,扫描后即完成检查。

1.3.6 何谓胸部 CT 平扫?

CT 平扫指不注射对比剂的 CT 扫描。因肺脏具有良好的自然对比,故无须经静脉注射对比剂来增加组织间的对比即可获得较高诊断效果的图像。CT 平扫是常用的肺部疾病检查方法之一。

1.3.7　什么情况下需做胸部 CT 平扫？

对疑为肺部、胸膜等的各种病变,胸部 X 线摄片未见异常而需要进一步检查,以及健康人群的肺癌筛查等均可行胸部 CT 平扫(图 1-5)。

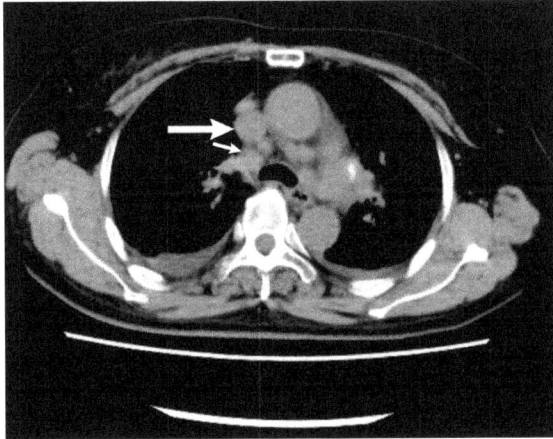

图 1-5　胸部 CT 平扫:纵隔内血管影(长箭头所指处)
与肿大淋巴结(短箭头所指处)较难区分

1.3.8　何谓低剂量 CT 扫描？

1990 年,美国学者奈季奇(Naidich)首次提出"低剂量 CT"的概念,即在其他参数不变的情况下降低管电流、管电压或增加螺距等进行扫描,使受检者的辐射剂量相应减小的一种扫描方法。

目前,低剂量胸部 CT 扫描的辐射剂量是常规剂量的 20%～30%。对受检者来说,其好处是可以减小 X 线的辐射剂量,通俗来讲就是"少吃射线"。低剂量 CT 扫描比较适合健康人群的体检以及有肺癌高危因素人群的筛查;同时,该扫描也用于短期内需要多次复查者或肺结节需要长期随访者,可有效降低辐射剂量。

1.3.9　何谓高分辨力 CT 扫描？

高分辨力 CT 扫描指扫描时采取薄层(1～2mm)、小的扫描野(或显示野,即一幅图像的显示范围)及高分辨力算法重建图像的的一种检查技术。高分辨力CT扫描主要用于观察病灶的微细结构,对肺结节、弥漫性肺间质病变及支气管扩张的诊断具有突出效果,它是常规扫描的一种补充。

1.3.10 何谓 CT 增强扫描?

CT 增强扫描是指经静脉(一般为手臂上的肘静脉)快速注射一定剂量的水溶性有机碘对比剂后再行 CT 扫描的一种检查方法。该扫描通过实时捕捉碘对比剂快速流注脏器的动脉(即动脉期)、毛细血管网(即实质期)和静脉(即静脉期)的图像,形成组织间的良好对比,从而帮助对疾病的检测和鉴别诊断(图 1-6)。

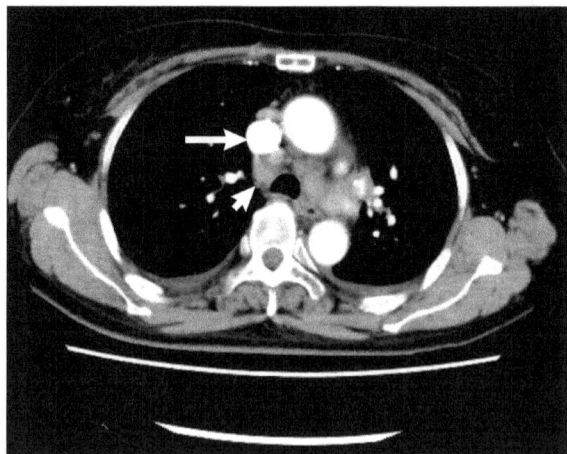

图 1-6 胸部 CT 增强扫描:纵隔内血管影(长箭头所指处)因有对比剂进入而呈白亮密度,可以与无明显强化的肿大淋巴结(短箭头所指处)相区分

1.3.11 什么情况下需做 CT 增强扫描?

胸部 X 线摄片或 CT 平扫发现肺部、胸膜、纵隔有结节或肿块,临床上怀疑纵隔、肺门、心脏或胸部血管病变,如肺动脉栓塞、主动脉夹层或冠状动脉病变等,均需要做 CT 增强扫描。

1.3.12 CT 增强扫描用的是什么药?

目前临床上常用的 CT 增强用药为"非离子型水溶性有机碘对比剂",简称对比剂。国内外有多家生产厂家可以提供不同结构的产品，主要有碘海醇注射液、碘普罗胺注射液、碘帕醇注射液、碘佛醇注射液、碘克沙醇注射液等。研究表明，上述产品的 CT 增强效果和副作用发生率相差不大。

1.3.13　CT 增强扫描前是否需要做皮试？

CT 增强扫描使用的是含碘对比剂，有小部分人对碘对比剂过敏，特别是早期使用的离子型碘对比剂，副作用发生率较高。因此，以前要求受检者做皮试（碘过敏试验），皮试阳性者不能使用碘对比剂，也就不能做增强扫描。

随着对比剂制作工艺的改进，特别是非离子型对比剂的广泛应用，对比剂副作用发生率已明显下降。而大规模临床观察发现碘过敏试验并不能起到降低副作用的作用，因此 2005 年版国家药典不再要求做碘过敏试验，中华医学会放射学分会对比剂安全使用工作组于 2014 年发布的《碘对比剂使用指南》也明确指出"无须碘过敏试验"。因此，近年来各家医院逐渐取消了皮试，但受检者或其亲属需签署碘对比剂使用知情同意书。

1.3.14　何谓 CT 冠脉成像？

CT 冠脉成像（CT coronary angiography，CTCA）指主要用于观察心脏冠状动脉的 CT 增强检查（图 1-7）。该检查通过外周静脉注射对比剂后，借助心电门控装置短时间内对心脏进行扫描，然后采用图像后处理工具作多平面、曲面或三

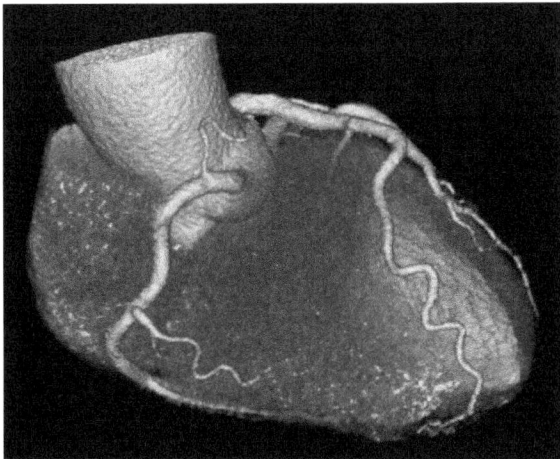

图 1-7　CT 冠脉成像重建图像

维图像显示,能够很好地展现冠脉主干及其各分支。CT 冠脉成像主要用于冠状动脉病变的诊断,如有高血压、高血脂、糖尿病等冠心病高危因素,心绞痛、心电图提示缺血性改变等怀疑冠状动脉狭窄或阻塞,冠状动脉病变支架植入、搭桥手术后观察支架或桥血管情况等均可以考虑做该检查。

1.3.15　CT 冠脉检查一定要屏气吗？

CT 冠脉成像受到心脏跳动和呼吸运动的干扰,影响其成像效果。多层螺旋 CT,特别是 64 层 CT 在 2004 年研发成功以后,结合心电门控技术与受检者的呼吸配合,CTCA 逐渐成为临床上诊断冠状动脉疾病的主要检查方法。

当前,多家 CT 生产厂家如美国通用电气、德国西门子、日本东芝等提供的 CT 设备最快扫描速度都可以达到 0.3 秒/圈或更快,双源 CT 最短扫描时间可以达到 0.13 秒,其受到呼吸运动的影响已较小。如果受检者不能很好地配合屏气,那么在其平静呼吸状态下也可以获得诊断用的冠脉图像。因此,为达到良好的诊断效果,CTCA 要求受检者在检查时屏气。但是,当受检者体弱或言语交流不畅时,可以考虑在受检者平静呼吸状态下进行检查。

1.3.16　胸部 CT 检查结果未见异常是否就表示胸部一切正常？

胸部 CT 检查未见异常,说明没有 CT 影像能显示的胸部病变,但 CT 影像无法显示的病变如心律失常、急性气管炎等仍无法排除。因此,受检者在领取胸部 CT 诊断报告后,无论结果如何,都应去就诊医师或科室咨询,医师将根据其症状、体征、实验室检查结果等进行综合判断,并确定下一步诊治方案。

第 4 节　MRI 检查

1.4.1　哪些情况需采用胸部 MRI 检查?

当 CT 检查发现胸部病变,但诊断困难时,可以进一步采用胸部 MRI 检查。MRI 检查可用于肺部结节和肿块的诊断、肺癌的术前分期、纵隔肿块以及各种心脏大血管疾病的诊断。

1.4.2　胸部 MRI 检查前受检者需要做哪些准备工作?

(1)受检者首先需要配合技师核对姓名、性别、年龄、检查部位、检查目的等关键信息,确认所做检查是否正确。

(2)检查前受检者应将身上的金属、磁性物品取出,如钥匙、手表、手机、磁卡、硬币、皮带、领带夹、饰物、小剪刀、发夹等,不穿有金属拉链或金属纽扣的衣裤。

(3)装有心脏起搏器、大血管手术后留有铁磁性金属夹、骨科手术留有铁磁性金属内固定物的受检者禁止进入磁场内,以免发生意外。

(4)妊娠 3 个月内者,非紧急情况应延期或停止检查。

(5)做增强扫描者,需受检者或其家属签署知情同意书。

(6)做好呼吸训练,对于不能合作者(如神志不清、烦躁不安者或婴幼儿),应给予镇静药后再进行扫描。

(7)在进行心脏检查时,还应控制心率及心律。

1.4.3　胸部 MRI 检查时受检者需要注意什么?

MRI 扫描时间较长,完成一个部位扫描需要 20~30 分钟,其间受检者应保持平静、止动。MRI 扫描时可产生较大噪声,受检者不必紧张,只需闭目静躺,并配合技师的口令,做好呼吸动作。

1.4.4　胸部 MRI 检查是如何进行的?

(1)检查前核对受检者的身份及相关检查信息,核查受检者是否携带金属物品及铁磁性金属植入物,并告知受检者检查过程及注意事项。

(2)进入机房(图1-8)后,受检者平躺于检查床上,一般采用仰卧位,双臂自然放于身体两侧。

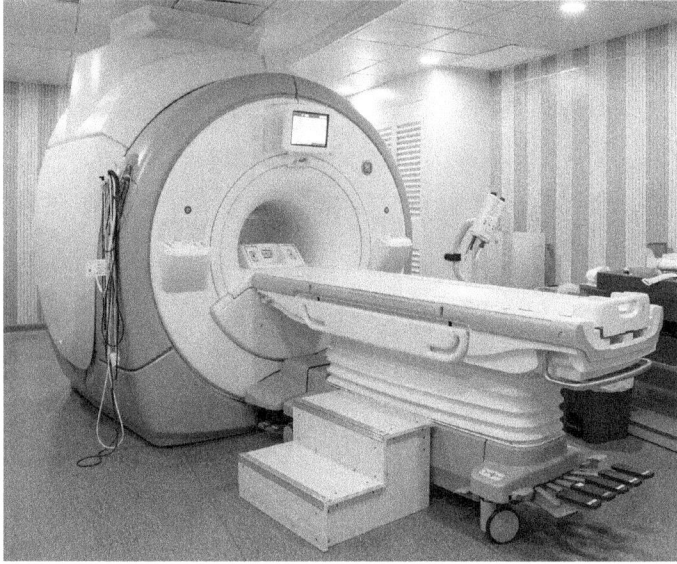

图1-8 MRI扫描机架和检查床

(3)通常会在受检者胸部放置体部线圈或者其他专用线圈。

(4)受检者保持安静,按照技师告知的方法,根据口令进行呼吸。

(5)检查时间较长、噪声较大,受检者应注意保持静止体位,防止出现运动伪影而影响图像质量。

(6)受检者在检查过程中如出现不适,则应及时举手示意。

1.4.5 装有心脏起搏器、各种支架和钢板等内固定物者可以做胸部 MRI 吗?

如心脏起搏器、各种支架和钢板是铁磁性的材料,则为绝对禁忌证。这是因为 MRI 设备具有较强的磁场,可引起心脏起搏器、各种支架和钢板等植入器械的金属部分局部温度升高,使植入物发热、拉伸、转向或移位,可能造成支架脱落,导致严重后果。此外,心脏起搏器可能受到扫描过程中产生的电磁场的干扰而失去部分或全部功能,从而导致严重后果。

如果植入物是非铁磁性或非金属性的材料,那么可以进行 MRI 检查。但是,非铁磁性的金属植入物可能出现严重伪影而干扰诊断。受检者可通过查阅产品说明书来获知植入物的材料属性及对 MRI 检查的安全性,也可向医院的 MRI 专业技术人员咨询。

1.4.6 何谓胸部 MRI 平扫?

胸部 MRI 常规扫描即为平扫,是指无须静脉注入磁共振对比剂的一种检查方法。MRI 平扫采用体部线圈或者其他专用线圈,配合心电门控、呼吸门控技术,横断位为基本扫描体位,辅以冠状位扫描,必要时增加矢状位扫描。常规扫描层厚 5～7mm,薄层扫描层厚 2～4mm。

1.4.7 什么情况下需做胸部 MRI 平扫?

由于 MRI 具有较好的软组织对比、更多的成像方位、特殊的成像序列等特点,因此下列情况下可以做胸部 MRI 平扫。

(1)鉴别肿块性质,如囊性、实质性、脂肪性或血管性(动、静脉畸形)。

(2)判断肿块的位置,如位于肺内或纵隔内。

(3)查找纵隔增宽原因,如判断纵隔增宽是病理性或是解剖变异。

(4)判断肺门增大原因,如是肺血管疾病或实质性肿块(包括肿大的淋巴结)。

(5)怀疑心脏大血管病变。

1.4.8 何谓胸部 MRI 增强扫描?

胸部 MRI 增强扫描是指将对比剂从静脉注入人体内再进行 MRI 扫描的一种检查方法。该方法一般对病灶区域进行多时相扫描,其作用是增强体内正常组织与异常组织的对比度。其扫描方法基本与平扫相同。

1.4.9 什么情况下需做胸部 MRI 增强扫描?

以下情况下需要做胸部 MRI 增强扫描。

(1)肺内肿块良恶性的诊断和鉴别诊断。

(2)区分肿块和肺不张,准确判断肿块范围。

(3)肿瘤的分期。观察肿瘤与邻近结构、纵隔内心脏大血管的关系,有无纵隔、胸膜侵犯及淋巴结转移等情况。

(4)肿瘤术后随访。鉴别术后瘢痕与肿瘤复发,如肺癌、乳腺癌等。

(5)鉴别可逆性心肌损害和不可逆性心肌损害。

(6)对比增强磁共振血管成像(contrast-enhanced magnetic resonance angiography,CE-MRA)。CE-MRA常用于胸部血管性病变,如血管狭窄、扩张、动脉或静脉瘤、动脉夹层及其他先天性血管畸形或先天性心脏病等。

1.4.10 胸部MRI增强扫描用的是什么药?

胸部MRI增强扫描最常使用的对比剂是钆的螯合剂,包括钆喷酸葡胺注射液、钆双胺注射液等(图1-9),这些药品都是顺磁性对比剂。其他对比剂如超顺磁性氧化铁粒子对比剂等在胸部MRI检查中应用较少。

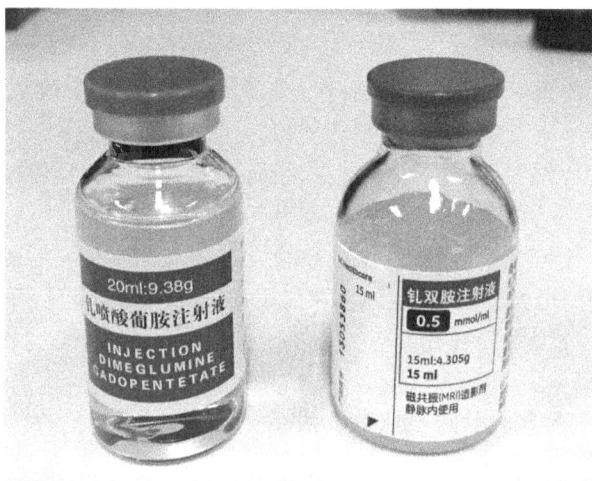

图1-9 MRI增强检查用药(对比剂)

1.4.11 MRI增强扫描对人体有害吗?

常用MRI对比剂是钆螯合物,在20世纪80年代末就已被批准临床使用,具有较好的稳定性,注射后受检者出现不良反应很少,故一般认为钆对比剂比较安全。相关报道显示,其不良反应发生率约为0.1%,包括发冷、热感、注射部位疼痛、恶心、呕吐、头痛、感觉异常等;过敏样反应少见,而表现为血压下降、休克及气管和支气管水肿、痉挛等严重的不良反应发生率不到万分之一。如肾功能受损时,钆对比剂有明显副作用,可加重肾功能不全,甚至导致肾衰竭、肾纤维化。因此,使用钆对比剂前必须了解受检者的肾功能。

1.4.12　心脏 MRI 扫描技术有哪些? 检查时间长吗?

　　心脏 MRI 扫描技术包括常规平扫二腔心、四腔心,左心室短轴、长轴位及流出道,右心室流出道,动态电影成像,房室口血流速度测定,静息首过灌注,增强延迟扫描及心功能分析等。因成像序列多,且需要做各项心功能分析,故心脏 MRI 检查时间相对较长,通常需半小时至 1 小时。

1.4.13　心脏 MRI 的优势有哪些?

　　心脏 MRI 软组织分辨力高、成像技术丰富(如"白血""黑血"技术,动态增强、磁共振波谱等)、诊断信息全面(图 1-10),无电离辐射,无创,在诊断心肌病变(如肥厚性心肌病、扩张性心肌病、限制性心肌病等)方面具有优势。同时,心脏 MRI 在心功能分析方面如检测左心室射血分数、左心室收缩及舒张末期容积、每搏输出量等方面具有独特优势。

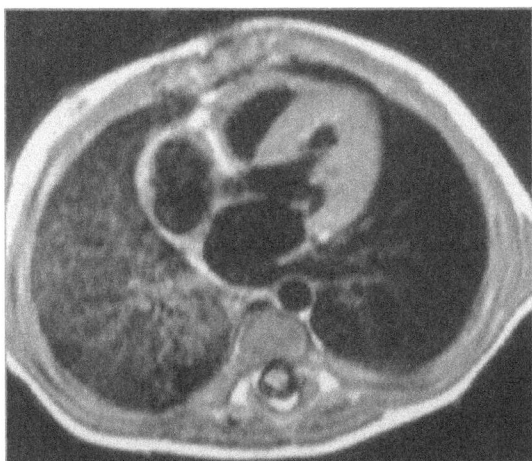
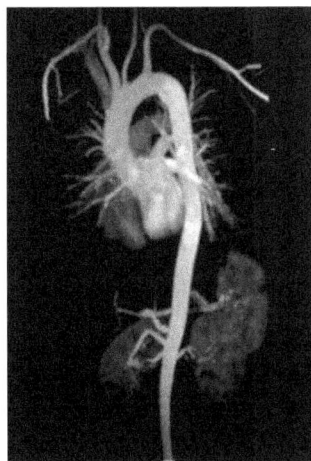

A　　　　　　　　　　　　　　　　B

图 1-10　MRI 图像

A. 心脏平扫图;B. MRI 血管图

1.4.14 胸部 MRI 检查结果未见异常是否就表示胸部一切正常？

因为胸部 MRI 空间分辨力不够高、肺部气体造成磁敏感伪影影响以及可能存在呼吸、心脏运动伪影，不易显示一些细小的病变，所以受检者在领取胸部 MRI 诊断报告后仍需向就诊医师咨询，由医师根据其症状、体征、实验室检查结果等进行综合诊疗。

第 5 节　血管造影检查

1.5.1　什么是胸部血管造影?

　　胸部血管造影是指通过插管技术将导管直接送至支气管动脉、冠状动脉或肺动脉内,然后用高压注射器注射对比剂使动脉系统显影的一种检查方法,包括支气管动脉造影(图 1-11)、冠状动脉造影(图 1-12)和肺动脉造影等。

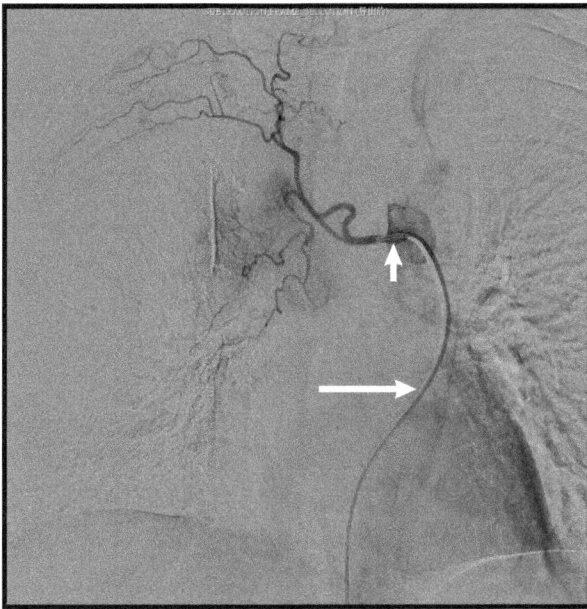

图 1-11　支气管动脉造影:将造影用导管(长箭头所指处)经股动脉插管选择性送至右支气管动脉开口处(短箭头所指处),造影观察右侧支气管动脉及其分支情况

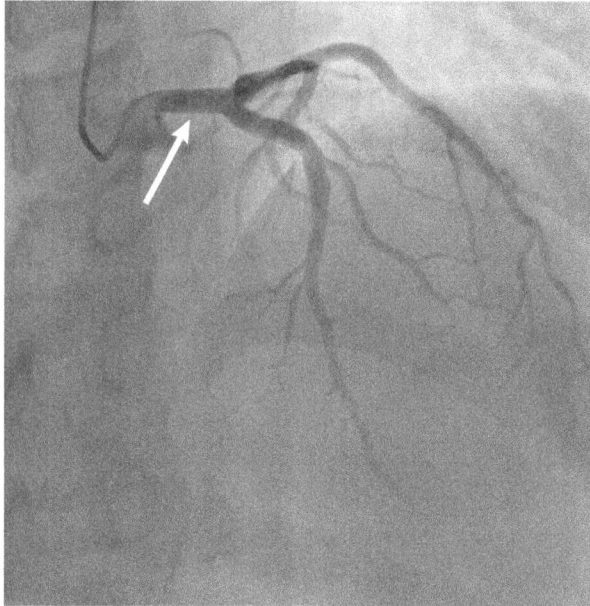

图 1-12 冠状动脉造影:显示左冠状动脉主干
(箭头所指处)及其分支情况

1.5.2 哪些情况需采用胸部血管造影?

支气管动脉造影主要用于咯血的诊断、治疗以及肺癌的介入治疗等。冠状动脉造影主要用于心绞痛、胸痛等怀疑急性冠状动脉阻塞或其他引起冠状动脉供血不足的病变。肺动脉造影主要用于急、慢性肺栓塞的诊断,但因简便、无创的肺动脉 CT 成像已在临床上广泛应用,故该技术现在很少使用。

1.5.3 血管造影前受检者需要做哪些准备工作?

在血管造影前,受检者需要做好以下准备工作:

(1)与医师充分沟通,了解此次血管造影检查的目的和简要过程。

(2)放松心情,保证充足睡眠。

(3)造影术前由受检者或其家属签署知情同意书。

(4)术前禁食 6 小时,避免对比剂反应引起恶心、呕吐以致误吸。

(5)必要时留置导尿管。

1.5.4　血管造影时受检者需要注意什么？

血管造影一般采用的是局部麻醉,受检者平躺在检查床上,无须过度紧张。检查时,受检者平静呼吸,身体不要随便移动。造影时,配合医师要求做好"屏气"和"呼气"。如有不适,随时与医师沟通。

1.5.5　血管造影是如何进行的？

受检者平躺于检查床上,取一侧腹股沟为进导管点,在实施局部麻醉后,将直径小于 1mm 的穿刺针穿刺进入股动脉或股静脉。通过穿刺针将导丝引入血管中,然后在导丝的引导下将造影导管送到选择造影的部位,使导管置入靶血管开口处,在经导管向血管内注射含碘对比剂的同时,数字减影血管造影(digital substraction angiography,DSA)机进行摄影,并将造影所得的图像保存到计算机工作站。DSA 可以显示不同器官的血管情况。造影结束后,取出导管、导丝,然后用绷带、敷料包扎压迫穿刺部位进行止血。

1.5.6　血管造影术后受检者需要注意什么？

血管造影术后,将受检者平躺送回病房,且在最初 4～6 小时内,应观察其心率、呼吸、血压、体温的变化,如发现心功能变化、心律失常及对比剂不良反应等情况,应及时进行处理。对于清醒的受检者,应鼓励多饮水或者适当给予静脉补液,促进对比剂排出,以减少对肾脏的影响。同时,应观察受检者伤口是否有渗血,股动脉穿刺的受检者一般需卧床 24 小时,避免过早下地造成穿刺部位血肿形成。

第 6 节　PET/CT 检查

1.6.1　哪些情况需采用胸部 PET/CT 检查?

PET/CT 检查主要用于:①胸部病变良恶性鉴别;②胸部以外有转移病灶时寻找有无胸部原发肿瘤,如肺癌、食管癌、纵隔肿瘤、胸膜肿瘤等;③胸部恶性肿瘤分期,治疗后再分期;④胸部恶性肿瘤疗效评价、预后评估及生物学特征评价;⑤鉴别肿瘤残存,治疗后坏死或纤维化,有无肿瘤复发、转移或重复癌;⑥指导活检部位的选择,通常选择代谢活跃的部分进行活检;⑦指导放疗计划,确定生物活性靶区。

1.6.2　PET/CT 检查前受检者需要做哪些准备工作?

在 PET/CT 检查前,受检者需要做好以下准备工作:

(1)护士测量受检者血糖及^{18}F-氟代脱氧葡萄糖(fluorodeoxyglucose,FDG)活度,根据受检者体重计算对比剂剂量。

(2)医师与受检者或其家属沟通,说明检查目的,询问既往史和现病史,并交代注意事项。

(3)受检者在检查前 24 小时避免剧烈活动,禁食 4 小时以上降低血糖水平,当血糖水平>11mmol/L 时,需降血糖。

(4)注射对比剂(一般剂量为 3.7~5.55MBq/kg)后,受检者宜在安静、光线柔和、温暖的环境中放松休息 45~60 分钟,并且少说少动,这样有助于对比剂被病灶充分吸收。

(5)检查前排尿以减少肾脏、膀胱的对比剂聚集。

(6)上检查床前再饮水 300~500ml 以充盈胃。

(7)注意孕妇不适合该项检查。

1.6.3　PET/CT 检查时受检者需要注意什么?

在 PET/CT 检查时,受检者放松平躺在检查床上接受扫描,尽量保持身体安静不动。一般只需要受检者平静呼吸,如需屏气,则技师会给出指令。

扫描结束后,受检者在候诊区继续等待约15分钟,医师对图像进行初步判读,并及时通知受检者离开或需要进一步检查。检查结束后受检者应多饮水,以促进对比剂排出体外。并且在检查结束后24小时内,受检者避免与幼儿、孕妇发生密切接触。

1.6.4　PET/CT 检查是如何进行的?

(1)医师确认受检者信息并输入计算机,注意准确输入受检者体重、注射时间、注射剂量,以保证对比剂标准摄取值(standard uptake value,SUV)的准确性。

(2)受检者在注射对比剂后安静休息45～60分钟,然后平静仰卧在检查床上。

(3)先进行CT扫描定位图像采集,随后是低剂量CT图像采集,最后是分床位PET图像采集(图1-13)。

(4)待PET/CT图像重建完成后,经医师初步阅读,如图像能满足诊断效果,则通知受检者离开,并嘱咐尽量多饮水,以促进对比剂排出体外。

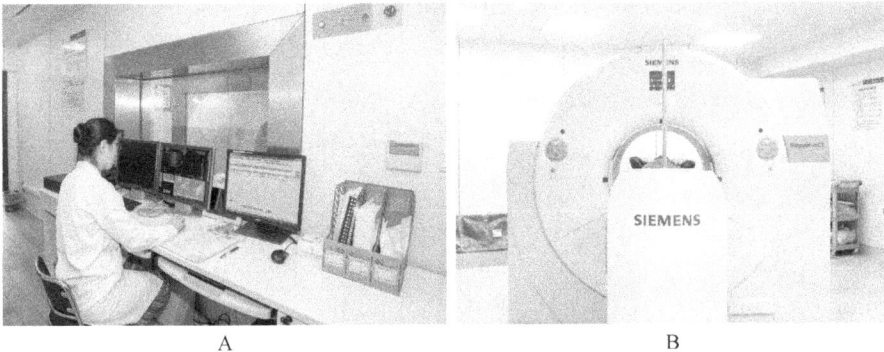

图 1-13　PET/CT 检查
A.操作室;B.扫描室

1.6.5　PET/CT 是不是能检查出所有肿瘤?

PET/CT并不能检查出所有肿瘤,对于肺部来说,CT的形态学表现是诊断的重要依据。PET影像表现为假阴性通常有以下几种情况:①病灶太小,特别是直径小于1cm易被漏诊;②磨玻璃结节通常放射性摄取较低而易被误诊;③高分化的肺癌或黏液性腺癌,糖代谢水平不高,放射性摄取不高。

1.6.6 PET/CT 是不是一定能鉴别出肿瘤的良恶性?

不一定。PET/CT 通常以 SUV>2.5 作为良恶性的判断标准,肺癌表现为糖代谢水平增高,放射性明显浓聚(图 1-14),但存在假阴性和假阳性。假阳性常见于急性炎症、活动性结核、肉芽肿病变、肺脓肿、真菌感染、结节病、肺尘埃沉着病等,均可以表现为糖代谢水平增高,放射性明显浓聚。此外,肺门、纵隔的淋巴结炎也可以表现为放射性浓聚,与肿瘤较难鉴别。肋骨骨折同样可能被误诊为骨转移等。假阴性主要见于肿瘤太小、本身糖代谢水平不高、肿瘤内黏液或气体较多等情况。

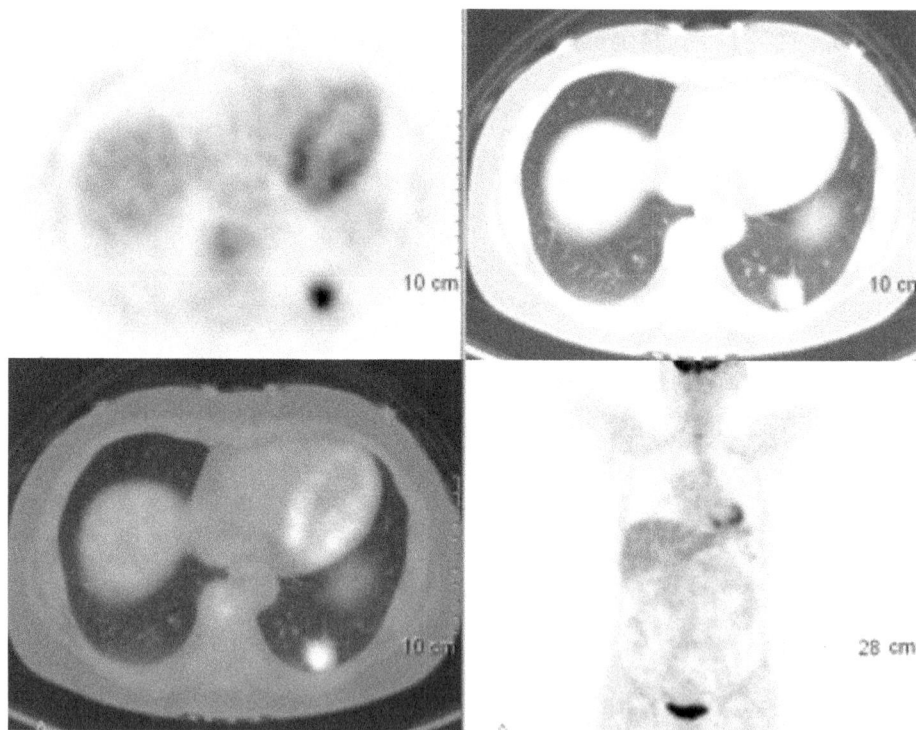

图 1-14 左下肺癌 PET/CT 图像

1.6.7　做 PET/CT 检查后还需要做活检吗？

PET/CT 是一种影像学检查,不能代替病理检查。穿刺或组织活检后的病理结果仍然是疾病确诊的"金标准"。但在活检前,PET/CT 可以帮助寻找到活性高的病灶,从而提高活检的阳性率。

第7节 超声检查

1.7.1 哪些情况需采用胸部超声检查?

以下情况需要做胸部超声检查:
(1)临床怀疑心脏、胸腔、胸壁及胸膜疾病者。
(2)胸部外伤,怀疑胸腔内出血,需进行胸膜腔积液或积血量评估的受检者。
(3)胸壁及皮下软组织肿块,需了解病灶大小、周边情况,以及明确病灶性质者。
(4)乳腺及腋下疾病的检查。

1.7.2 胸部超声检查前受检者需要做哪些准备工作?

在胸部超声检查前,受检者需要做好以下准备工作:
(1)检查前衣着宽松,便于暴露检查部位。
(2)摘除饰品。
(3)准备擦拭用的毛巾或纸巾。
(4)备好病历资料,以供超声医师诊断时参考。

1.7.3 胸部超声检查时受检者需要注意什么?

超声检查时受检者保持安静,并配合医师做好呼吸调节。

1.7.4 超声检查是如何进行的?

根据检查部位不同,选用不同规格的超声探头置于检查部位体表,利用电子原理,超声显示屏可实时显示探头下方的局部二维解剖图像,并辅以血流等信号以供诊断。检查时,医师会要求受检者采取相应体位,充分暴露检查部位,然后在受检者皮肤上涂抹适量的耦合剂,并要求受检者调节呼吸等,然后对检查目标进行测量计算、保存图像,最后做出诊断报告。

1.7.5　何谓心脏超声检查?

心脏超声检查(简称心超)指专用于心脏器质性及功能性病变的一种超声检查,包括经胸壁和经食道心脏超声检查,并且在检查时需选用专用的探头。心脏超声检查可以了解心脏的解剖结构、心肌及瓣膜实时活动状态和血流动态,并能进行各项心脏功能测算。心超是一种最经济、最便捷、最有效的心脏检查手段。

1.7.6　心超与 B 超有什么差别?

心超指专用于心脏的超声检查。超声检查包括 B 型超声检查、M 型超声检查、彩色多普勒超声检查和频谱多普勒超声检查等。

B 超,即 B 型超声,是各类超声检查中的一种,以二维解剖图像显示,是临床上常用的一种超声影像检查方法。

第 2 章

辐射安全

第 1 节　基础知识

2.1.1　何谓辐射?

根据联合国原子辐射效应科学委员会的定义可知,辐射是能量穿透空气的一种形式。"辐射"本身是个中性词,如热辐射,但某些辐射可能带来危害,如各种放射线引起的"电离辐射"。由于后者与人们的健康关系更为密切,因此通常将电离辐射简称为"辐射"。

辐射无处不在,人类生活的环境中就存在各种辐射,如宇宙射线、来自地表的射线等。在日常生活中,坐飞机、走在大理石地砖上,甚至吸烟时都存在辐射(表2-1)。因此,我们不必谈辐射色变,而是应该更好地认识它,进而利用它为人类服务。

表 2-1　日常生活中的辐射

辐射源	剂量/mSv
吃一个香蕉	0.0001
每年每天看 2 小时电视	0.001
坐 10 小时飞机	0.03
1 次胸部 X 线摄片	0.02
1 次胸部低剂量 CT 扫描	1.0
每年所受正常环境本底辐射	2.4

2.1.2　辐射剂量是如何计量的？

辐射的计量单位主要有戈瑞(Gy)和希沃特(Sv)，其他还有伦琴(R)、拉德(Rad)、雷姆(Rem)等。医用 X 线对人体的辐射常用计量单位是毫戈瑞(mGy)和毫希沃特(mSv)。mGy 是照射剂量当量，为 Gy 的千分之一，指人体受到射线照射的剂量。mSv 是吸收剂量当量，为 Sv 的千分之一，指受到射线照射后人体吸收的剂量。

2.1.3　对正常人体造成损伤的辐射剂量是多少？

根据联合国原子辐射效应科学委员会的报告可知，当人体吸收剂量当量低于 10mSv 时，不会对人体健康造成影响；当吸收剂量当量为 10～1000mSv 时，未发现早期影响人体健康的证据，但可引起癌症发病率增加；当吸收剂量当量为 1000～10000mSv 时，可导致放射性疾病，并有致死风险；当吸收剂量当量大于 10000mSv 时，可致人死亡。

2.1.4　哪些影像检查有辐射？对人体损伤大吗？

目前临床上使用的影像检查包括 X 线透视、X 线摄片、CT 扫描、X 线造影检查(如胃肠造影、血管造影)以及核医学科的核素显像、PET/CT 等均有辐射。而超声、磁共振成像等没有辐射影响。

在 X 线投入医学诊断的早期，由于受到显像的感光材料、成像设备的性能不高等因素的影响，检查时的辐射剂量较大。近几十年来，许多与放射相关的设备生产厂家普遍提高了设备的成像性能，降低了辐射剂量，特别是影像设备的全数字化。因此，目前各种医学诊断用的放射成像设备的辐射剂量均已显著下降。有关胸部 X 线检查的具体辐射剂量请参见 2.1.5 问和 2.1.6 问。

2.1.5　胸部 X 线摄片与 CT 检查哪个辐射剂量大？

胸部 X 线摄片的辐射剂量明显低于 CT 检查，因为 CT 是利用 X 线对胸部进行 360°旋转横断面扫描来完成影像数据采集的，而摄片只是对人体一个方位的一次 X 线穿透。根据 2016 年医用诊断设备厂家提供的数据，胸部 CT 常规平扫的辐射剂量为 2～5mSv，而胸部 X 线正位摄片的辐射剂量约为 0.02mSv，两者相差 100～250 倍。但胸部 CT 检查的辐射剂量仍在安全范围内,目前临床上用于筛查肺癌的低剂量胸部 CT 扫描的安全性更高,具体请参见 2.1.6 问。

2.1.6 低剂量 CT 扫描的辐射剂量有多低?

胸部 CT 扫描是早期发现肺癌的一个有效方法。因肺癌的发病率高,故低剂量 CT 扫描已在国际上广泛用于肺癌筛查。目前低剂量 CT 扫描要求辐射剂量小于 1mSv,明显低于普通 CT 扫描。同时,为避免辐射对普通人群的影响,低剂量 CT 扫描通常只用于高危人群(肿瘤家族史、吸烟、年龄 45 岁以上等)的肺癌筛查。

2.1.7 两次胸部放射检查需要间隔多长时间?

目前临床上使用的 X 线透视、X 线摄片、CT 扫描、X 线造影检查(如胃肠造影、血管造影)以及核医学科的核素显像、PET/CT 等检查均在安全的辐射剂量范围内。为充分利用放射检查,并降低对人体的辐射影响,国际放射防护委员会制定了诊断用医学放射检查防护基本原则。

(1)正当化原则:主诊医师认为病情需要而且对疾病的诊治有帮助的放射检查。

(2)合理可行的低剂量(as low as reasonably achievable,ALARA)原则:在能够满足影像诊断需要情况下尽可能低的辐射剂量。

(3)个人剂量限值:个人所受的总剂量不得超过规定的剂量限制,如眼晶状体的职业照射剂量限值为 20mSv/年,皮肤为 500mSv/年。

基于上述国际上广泛认同并遵照执行的原则,我们不难发现,如果病情紧急需要再次观察,当天甚至几小时内均可进行第二次胸部放射检查;而如果病情允许,那么应尽可能延长检查的间隔时间。总体来说,放射检查的间隔时间应该是在满足临床诊治需要的情况下尽可能延长。

2.1.8 PET/CT 检查安全吗?其辐射剂量是多少?

PET/CT 是一项无创性检查,受检者在检查过程中会受到一定量的辐射,所接受的辐射源有两种:一种是 CT 扫描时发射的 X 射线,另一种是用于 PET 显像注射的放射性药物[18]F-FDG 所发射的 γ 射线。

报告显示,受检者进行一次全身[18]F-FDG PET/CT 检查,[18]F-FDG 所产生的辐射剂量平均为 6.7mSv,而全身 CT 平扫产生的辐射剂量为 5～10mSv。

第 2 节 特殊人群

2.2.1 胸部 X 线摄片或 CT 检查后间隔多长时间可以怀孕？

迄今为止，关于医学诊断用放射检查与怀孕的间隔时间之间关系的研究尚无一个明确的结论，因此对已怀孕或准备怀孕的女性的医学放射检查也没有一个明确的标准。为此，美国放射学院（American College of Radiology，ACR）和美国儿科放射学会（Society for Pediatric Radiology，SPR）联合制定了一个怀孕或可能怀孕女性放射检查的实践参数。按照该技术文件，女性怀孕时进行放射检查，胚胎或胎儿接受辐射剂量小于 50mGy 没有确定性辐射影响。因此，普遍采用数字化成像的胸部放射检查其辐射剂量已较低（具体参见 2.1.5 问和 2.1.6 问），并且伴随设备性能的不断提高，散射线也有明显降低。如此，胸部 X 线摄片对胚胎的辐射影响几乎可以忽略不计，而胸部 CT 检查在做好下腹部和盆腔防护的基础上也可以不考虑怀孕的间隔时间。

2.2.2 胸部 X 线摄片或 CT 检查后发现意外怀孕怎么处理？

有些育龄妇女在发现自己怀孕之前，由于各种因素而在医院做了胸部 X 线摄片或 CT 检查，该怎么办？

在怀孕后的前 10～14 天，唯一的潜在风险是妊娠终止（即流产），但通常胸部 X 线摄片局部组织所接受的剂量很小，与这种结果没有关联。导致早期妊娠终止的辐射阈值为 40mGy 或以上，而骨盆透视、CT 或多期盆腔影像学的检查使用的剂量也不太可能诱导妊娠终止。总之，建议这些女性去医院做标准的产科检查。

2.2.3 已经怀孕 2～15 周的女性可以做胸部 X 线摄片或 CT 检查吗？

对于已经怀孕 2～15 周的女性，一般情况下不建议做胸部 X 线摄片或 CT 检查，因为电离辐射对胚胎或胎儿可能存在潜在的影响，虽然潜在的风险很小。有时医师为了明确疾病的诊断而需要进行胸部 X 线摄片、CT 检查或核医学检查，这是可以考虑的。因此，怀孕女性是否需要进行胸部 X 线摄片或 CT 检查等取决于临床情况,而不是辐射风险。

2.2.4 怀孕超过 15 周的女性接受胸部放射检查会产生什么影响?

怀孕后超过 15 周的女性接受胸部放射检查,当剂量较高(如大于 200mGy)时,可能对胎儿发育中的中枢神经系统有潜在的风险,该剂量大大超出胸部 X 线摄片和 CT 检查的剂量。因此,胸部放射检查对胎儿的唯一潜在风险是由诊断剂量的辐射诱发癌症。但如果采取规范的放射防护措施,那么引发癌症的风险就十分小,无须进行任何医疗干预。

2.2.5 哺乳期女性可以做胸部 X 线摄片或 CT 检查吗?

胸部 X 线检查虽有一定的电离辐射,但偶尔、少量的辐射对成人健康的影响几乎为零。因此,哺乳期女性偶尔接受低剂量或普通胸部 X 线检查对身体不会产生任何影响,更不会将 X 线"粒子"通过母乳传给婴儿。因此,哺乳期女性如果因病情需要,那么只要在允许的安全剂量范围内,就可以放心地做胸部 X 线摄片或 CT 检查,不必为此停止哺乳。至于 CT 增强检查时注射的对比剂是否对哺乳产生影响,则要根据对比剂的种类来区别对待。因此,在对待这个问题上,不能过分夸大这些检查对身体的负面影响。

2.2.6 近期准备要孩子的男性可以做胸部 X 线摄片或 CT 检查吗?

一次胸部 X 线摄片或者 CT 检查的辐射剂量对备孕男性的影响可以忽略不计。但是,电离辐射可以诱导 DNA 损伤,如果短时间内下腹部或睾丸直接接受大剂量的照射或者长期低剂量的辐射,那么会造成人体内的生精细胞的染色体结构畸形,就可能影响生育。

2.2.7 婴幼儿、新生儿、儿童及青少年可以做胸部 X 线摄片或 CT 检查吗?

胸部 X 线摄片或 CT 检查能够帮助医师正确地诊断婴幼儿、新生儿、儿童及青少年的疾病,并进行合理的治疗,尽管检查存在一定的辐射风险,但是可以接受的。不过,医师应严格掌握适应证,尽量采用无辐射的影像检查方法(如超声、磁共振成像等),可以用 X 线摄片解决的就不用 CT 检查,并要注意检查范围以外部位的防护。

2.2.8　老年人可以做胸部 X 线摄片或 CT 检查吗？

随着年龄的增加,老年人全身各个脏器及系统的生理功能减退,免疫力降低,易患高血压、糖尿病、冠心病、肿瘤及肌骨系统疾病。而胸部 X 线摄片或 CT 检查是经常采用的检查手段,其检查结果是疾病诊断的重要依据。但因为老年人体质较弱,所以医师应严格掌握适应证,并在检查时注意辐射防护。

第 3 章

影像检查结果解读

第 1 节　正常表现解读

3.1.1　胸部 X 线摄片和 CT 检查结果报告胸部未见异常说明什么?

胸部 X 线摄片和 CT 检查结果报告未见异常指检查当时胸部各脏器未发现病灶。但要注意的是,胸片上被纵隔、心脏、横膈遮挡的部位及 0.5cm 以内的病灶是较难发现的,甚至普通 CT 检查也易发生遗漏。如果怀疑有心脏大血管疾病(如主动脉夹层等),那么需要做 CT 增强扫描等检查才能发现病变。

3.1.2　什么是肺野?

充满气体的两肺在胸片上表现为均匀、一致、透亮的区域称为肺野。为了便于指明病变的部位,通常将两侧肺野分别划分为上、中、下野和内、中、外带共九个区域(图 3-1)。

3.1.3　什么是肺门影?

肺门是肺动脉、肺静脉、支气管和淋巴组织进出肺的地方。在 X 线片上,这些结构的总和投影称为肺门影(图 3-2)。

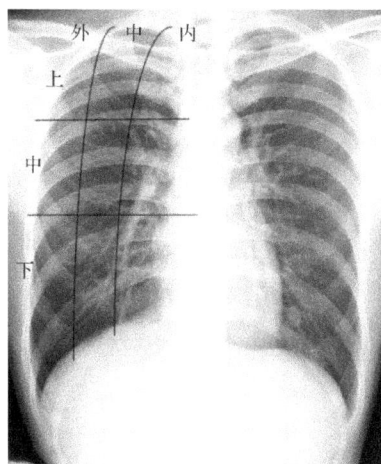

图 3-1　肺野划分示意图

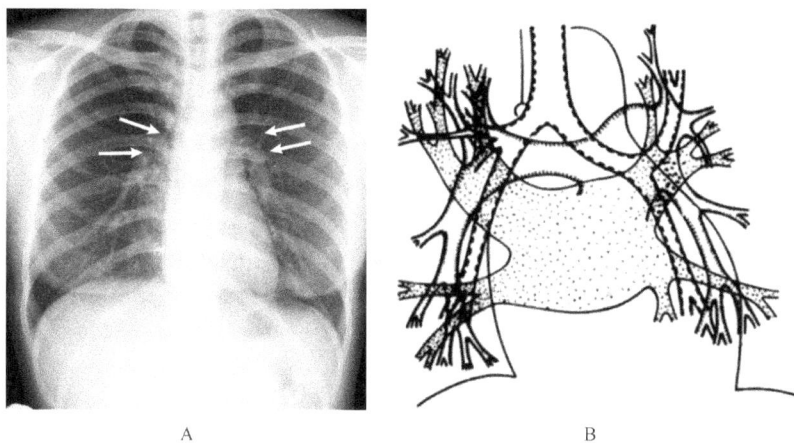

A　　　　　　　　　　　　　B

图 3-2　正常肺门
A.胸部正位两侧肺门影(箭头所指处);
B.肺门结构示意图:主要由肺动脉和肺静脉组成

3.1.4　什么是肺实质?

肺实质是指具有气体交换功能的含气间隙及结构,包括肺泡管、肺泡囊、肺泡及肺泡壁。

3.1.5 什么是肺间质？

肺间质是指肺的结缔组织所构成的支架结构，包括肺泡间隔、小叶间隔、支气管血管及其周围的结缔组织。

3.1.6 什么是纵隔？

纵隔位于胸骨之后、胸椎之前，介于两肺之间，上至胸廓入口，下达膈肌，两侧为纵隔胸膜和肺门。纵隔内有心脏、大血管、气管、主支气管、食管、淋巴组织、胸腺、神经及脂肪等。

3.1.7 纵隔如何分区？

纵隔的分区有助于判断纵隔病变的来源和性质。纵隔的分区方法有多种，目前多采用六分区法，即在侧位胸片上，从胸骨柄、胸骨体交界处至第4胸椎下缘画一水平线，将其分为上纵隔、下纵隔；以气管、升主动脉及心脏前缘的连线作为前、中纵隔的分界线，再以食管前壁及心脏后缘连线作为中、后纵隔的分界，从而将上、下纵隔各分为前、中、后三区（图3-3）。

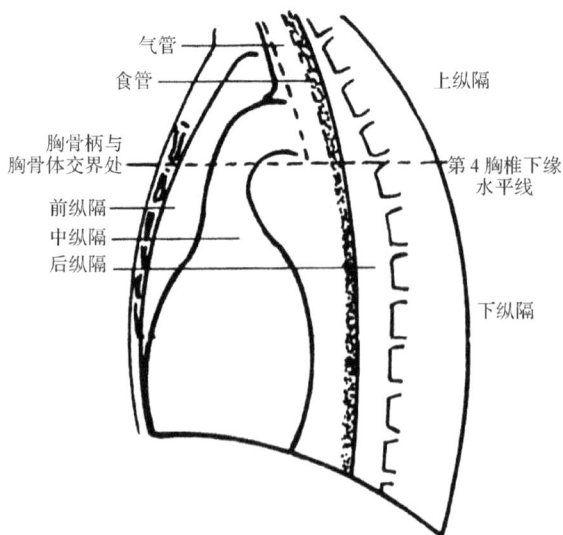

图 3-3 纵隔分区示意图（六分区法）

3.1.8　什么是心影?

胸片上心脏的投影称为心影。

3.1.9　什么是肺纹理?

肺纹理是一个医学常用术语,指在透亮的双侧肺中见到自肺门向两边呈放射状分布的树枝状影(图 3-4)。肺纹理主要由肺动脉、肺静脉、支气管、淋巴管等结构构成。

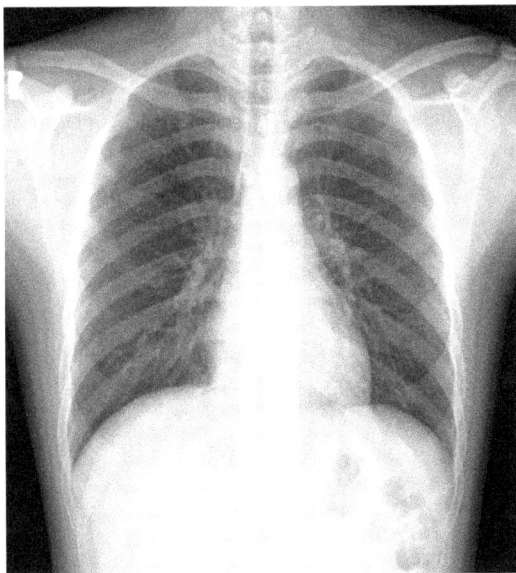

图 3-4　胸片显示正常肺纹理

第2节　肺部基本病理表现解读

3.2.1　什么是肺纹理增多?

　　胸片上,人为地将一侧肺野分为三等份,即内、中、外带。若肺纹理向两侧延伸至外带,则提示肺纹理增多(图 3-5)。肺纹理增多可能是生理性的,也可能是病理性的。生理性肺纹理增多主要见于老年人和肥胖者。病理性肺纹理增多主要见于:①血管性肺纹理增多,如风湿性心脏病、先天性心脏病等;②支气管性肺纹理增多,如慢性支气管炎、支气管扩张等;③淋巴性肺纹理增多,常见于肺尘埃沉着病、癌性淋巴管炎等;④吸烟性肺纹理增多,主要由长期吸烟引起的炭末沉着病所致。

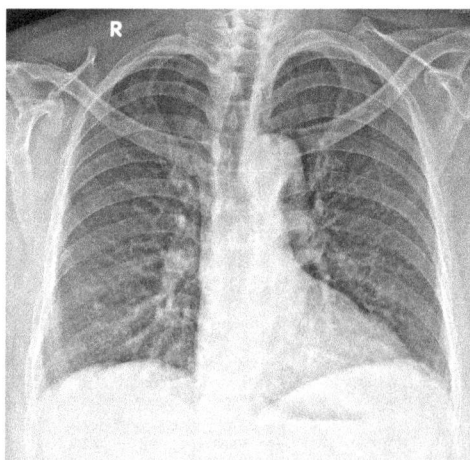

图 3-5　胸片显示肺纹理增多

3.2.2　吸烟的人是不是肺纹理就增多?

　　一般说来,长期吸烟的人肺纹理会增多。这是因为烟草烟雾中的有害物质如焦油、尼古丁等可导致小气道组织损伤、内膜增厚、气道狭窄等。长期吸烟是导致慢性阻塞性气管疾病发生的主要因素。有研究表明,吸烟者每天吸烟超过10 根、烟龄超过 10 年,对肺功能易产生不可逆的损害。

3.2.3　什么是纤维增殖灶？

肺部的纤维增殖灶是指肺部慢性炎症未能被完全吸收所形成的瘢痕样组织结构。曾患肺结核者易出现肺内纤维增殖灶。

如果发现肺内单独形成纤维增殖灶，那么说明机体已康复，就像皮肤破损恢复后形成的瘢痕，患者不用担忧。

3.2.4　什么是钙化点？

肺部钙化点是由肺部病变后营养不均衡或血供不足造成的软组织变硬、钙盐沉积所致。曾患肺结核者易出现肺内钙化点，它的临床意义与纤维增殖灶相同。

3.2.5　什么是肺部肿块？

"肺部肿块"属于影像表现术语，指肺部直径＞3cm 的圆形或类圆形病灶，可单发，也可多发。病理上肺部肿块可能是肿瘤，也可能是其他疾病。肿瘤有恶性，常见的有肺癌、肺淋巴瘤、肺转移瘤等。良性肿瘤常见的有肺错构瘤、肺血管瘤等。非肿瘤性的肺部肿块都是良性的，常见的有结核球、炎性假瘤、球形肺炎、真菌感染等。良性肿块（图 3-6）多数形态规整，呈球形，边缘清楚、光

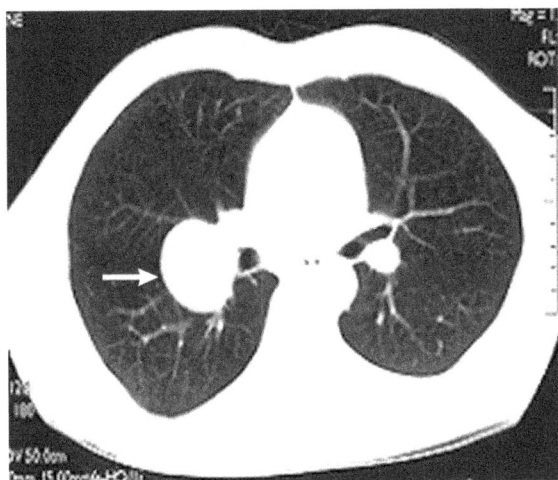

图 3-6　胸部 CT 显示右肺门良性肿块（箭头所指处）

滑;恶性肿块(图3-7)形状不规整,边缘可出现分叶征、毛刺征、胸膜凹陷征等。多数肺部肿块经 CT、MRI 或 PET/CT 检查可以得到明确诊断,但部分肿块经上述检查仍难以明确病灶性质的肿块,可以采用 CT 引导下病灶经皮穿刺活检来明确其良恶性。

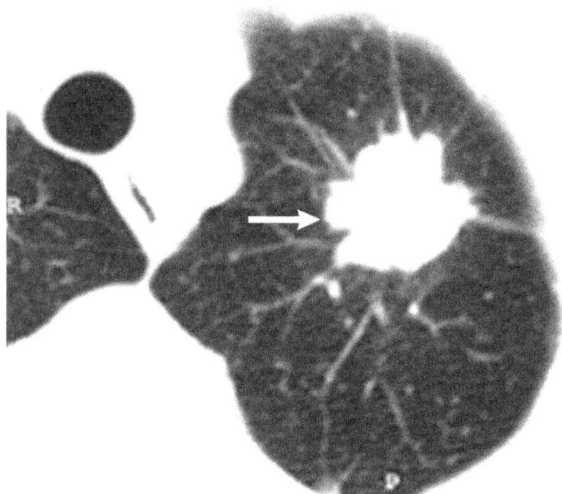

图 3-7　胸部 CT 显示左肺上叶恶性肿块(箭头所指处)

3.2.6　什么是肺部结节?

肺部呈圆形或类圆形、直径≤3cm 的病灶称为肺部结节,如直径≤1cm 的病灶则称为小结节。其临床意义与肺部肿块相同,有恶性结节和良性结节。

3.2.7　肺部结节就是肺癌吗?

不一定。影像学上表现为肺结节的疾病除肺癌外还有很多疾病,如肺错构瘤、肺血管瘤、不典型腺瘤样增生、结核球、炎性假瘤、球形肺炎、机化性肺炎、真菌感染、肺囊肿、动静脉瘘、球形肺不张等,肺癌只是其中一种疾病,多数肺部结节不是肺癌。

3.2.8   发现肺部结节怎么办? 磨玻璃结节就是肺癌吗?

国内外相关研究表明,肺结节在 CT 检查中十分常见。因此,CT 检查发现肺部结节受检者应理性面对,不必惊慌,但也不能麻痹大意,不予以重视,而应该根据影像诊断报告的描述与结论综合考虑,遇有疑问应及时咨询影像学专家或相关专科医师。影像学专家或相关专科医师会根据结节的密度、形态、边缘等具体情况,判断结节是恶性结节,还是良性结节,还是不能定性结节,然后提出处理意见。

根据 CT 上密度不同可将结节分为实性结节、纯磨玻璃结节、混杂磨玻璃结节(图 3-8)。实性结节如果形态不规则,有分叶征、毛刺征、胸膜凹陷征、空泡征等,那么需要考虑恶性结节,应该施行手术切除;如果形态规则,轮廓光整,内有钙化,那么考虑良性结节,一般关系不大;对于无法明确良恶性的结节,建议定期随访。

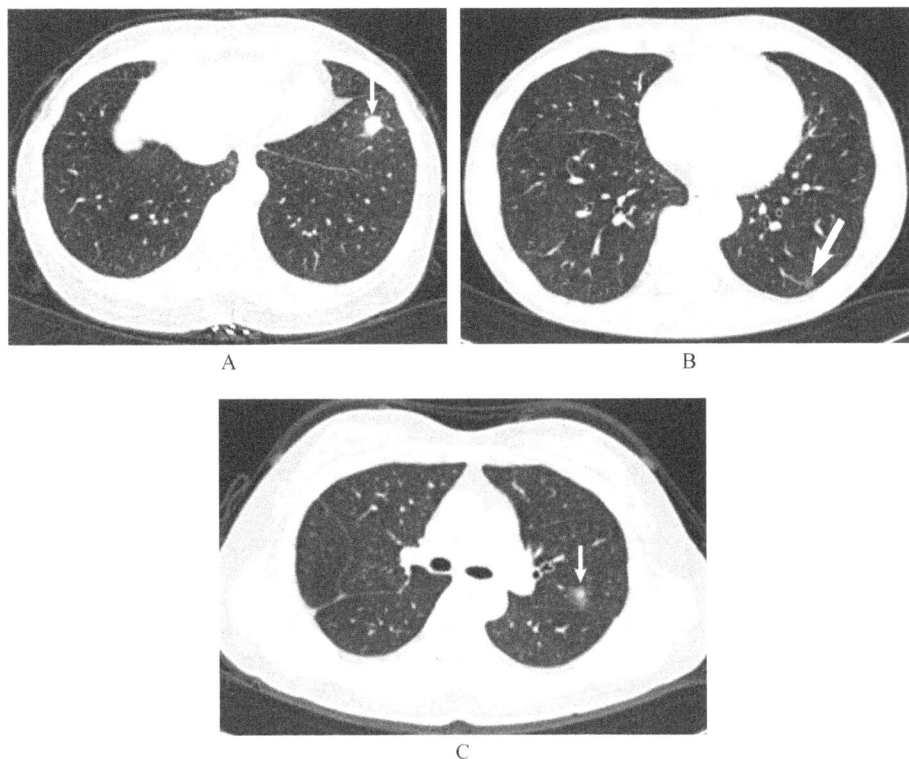

图 3-8   肺结节密度分类

A.实性结节;B.纯磨玻璃结节;C.混杂磨玻璃结节(又称部分实性结节)

肺磨玻璃结节（ground-glass nodule，GGN）是指肺部 CT 检查时表现为磨砂玻璃样密度的圆形或椭圆形阴影。正常肺组织内因富含气体，在 X 线或 CT 图像上表现为黑色影，而 GGN 则表现为结节状密度轻度增高。专业上的定义还包括结节内的支气管血管束仍可显示。

磨玻璃结节是一种有特征性而非特异性的影像学表现，它可以是良性病变，如局灶性纤维化、炎症或出血等，或是肺腺癌浸润前病变，如非典型腺瘤样增生（atypical adenomatous hyperplasia，AAH）、原位腺癌（adenocarcinoma in situ，AIS）；也可能是恶性肿瘤，如微浸润或浸润性腺癌等。研究表明，GGN 的恶性率高于实性肺结节，其中以肺腺癌为多，故很多受检者在检出 GGN 时较为紧张，甚至恐慌。但 GGN 的恶性程度通常低于实性结节，随着现代医学的发展，其诊治效果较好，因此当发现 GGN 时，受检者应理性对待。

对于初次发现的纯磨玻璃结节和混杂磨玻璃结节，建议定期随访。随访时间一般间隔 3 个月、半年或 1 年。随访中如发现结节变大（图 3-9），或者纯磨玻璃结节出现实性成分或者混杂磨玻璃结节中实性成分增多，则要考虑恶性，建议手术切除。

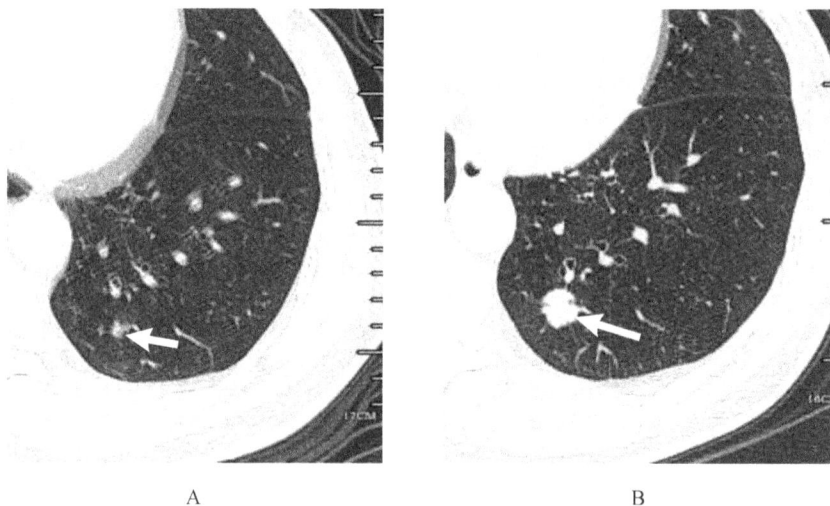

A   B

图 3-9　左下肺小结节：随访后增大，手术结果为肺腺癌

A 1 年前 CT 图示结节（箭头所指处）；B.1 年后 CT 图示结节（箭头所指处）明显增大

3.2.9　随访 2 年没有变化的结节一定是良性的吗？

随访 2 年无变化的实性结节，一般可以认为是良性结节。但是磨玻璃结节例外,这是因为 CT 表现为磨玻璃结节的恶性病变多为原位腺癌、微浸润腺癌或早期的浸润腺癌。早期或恶性度低的肺癌进展缓慢,随访 2 年可无变化(图 3-10)。因此,对于磨玻璃结节,随访 2 年无变化者,仍不能放弃随访。当随访过程中磨玻璃结节内部出现肿瘤浸润的实性部分或者病灶变大时,应及时施行手术切除,往往预后较好。

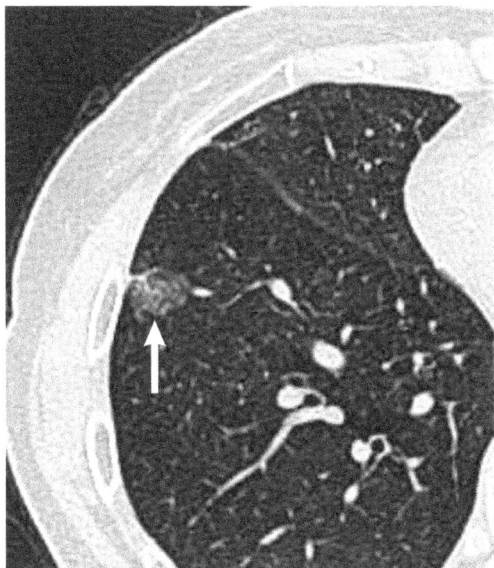

图 3-10　胸部 CT 显示右肺磨玻璃结节(箭头所指处);随访 2 年无明显变化,
术后病理诊断为肺浸润腺癌

3.2.10　什么是空洞?

空洞是指肺内病变有组织坏死,坏死物质经支气管排出而形成的残腔。

根据空洞壁的厚度可将空洞分为厚壁空洞和薄壁空洞。空洞壁厚度>3mm 称为厚壁空洞(图 3-11)。若洞壁厚薄不一、内壁不规则或有壁结节,则病变多为恶性;若洞壁厚薄一致、内壁光整,则多见于肺脓肿。空洞壁厚度≤3mm 称为薄壁空洞(图 3-12),多见于肺结核。

空洞通常在发病过程中出现,在疾病逐步好转过程中缩小或消失。结节或肿块内出现空洞,肿瘤性病变的可能性较大;而斑片状病变内出现空洞,结核及炎症性病变的可能性较大;空洞内出现球形病灶,提示合并真菌感染的可能;空洞内出现液平,则常见于肺脓肿。

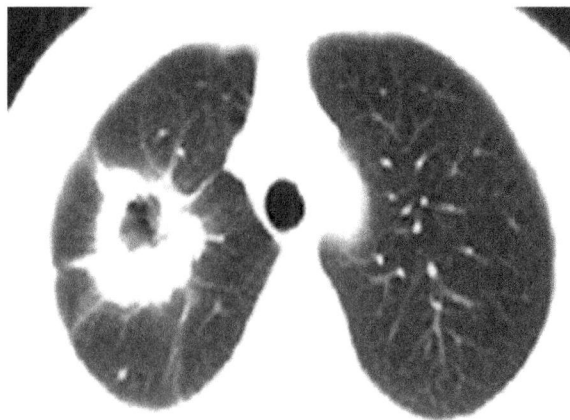

图 3-11　胸部 CT 显示厚壁空洞(肺癌)

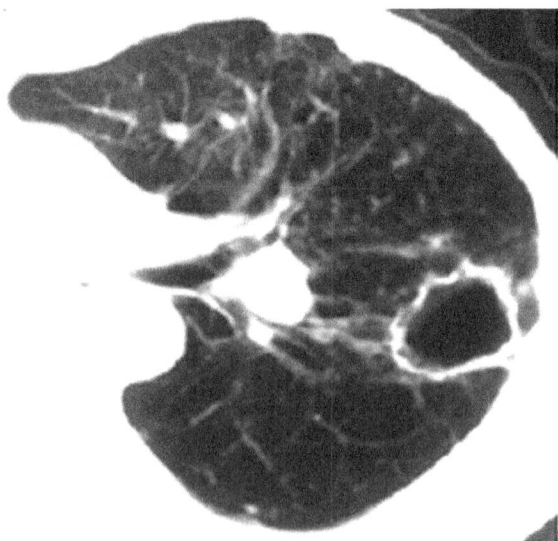

图 3-12　胸部 CT 显示薄壁空洞(肺结核)

3.2.11　什么是空腔?

空腔是指肺内原有的生理腔隙出现病理性增大而形成的腔隙。它与空洞不同,后者是肺实质出现病变组织坏死排出后形成的。含气肺囊肿、肺大疱、肺气囊和囊状支气管扩张等都属于空腔。空腔壁菲薄、均匀,壁厚一般仅为1mm,周围无病变(图3-13)。

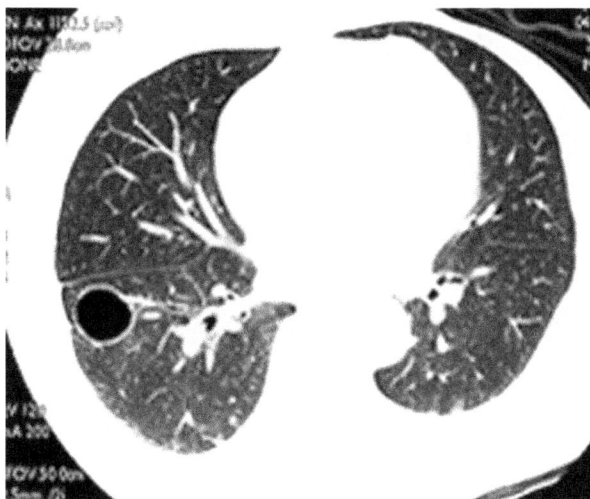

图3-13 胸部CT显示肺空腔(肺囊肿)

空腔内出现液平,提示合并感染的可能性大,需要进行抗感染治疗;如空腔内出现壁结节,则需要引起重视,并在1~2个月内注意随访;随访中出现结节有增大,提示有恶变的可能,需要手术处理。

3.2.12 什么是肺间质病变?

肺间质为支撑肺组织的网状结缔组织。肺间质病变是发生于肺间质的弥漫性病变,主要分布于支气管血管周围、小叶间隔及肺泡间隔,而肺泡内没有或少有病变。肺间质病变的影像学表现为肺纹理增粗、结构紊乱、磨玻璃密度影、网状、细线状、胸膜下线、条索样影、细支气管扩张、网格影伴小结节等,严重时则会出现蜂窝样改变(图3-14)。

肺间质病变常见于慢性支气管炎、间质性肺炎、肺尘埃沉着病、癌性淋巴管炎、结节病、类风湿等自身免疫性结缔组织疾病。肺泡蛋白沉积症及间质性肺水肿以磨玻璃样改变为常见;肺尘埃沉着病、结节病、类风湿等常见到肺部蜂窝样影;网格影伴小结节常见于转移癌、结节病、结核、嗜酸性肉芽肿、肺尘埃沉着病等疾病。

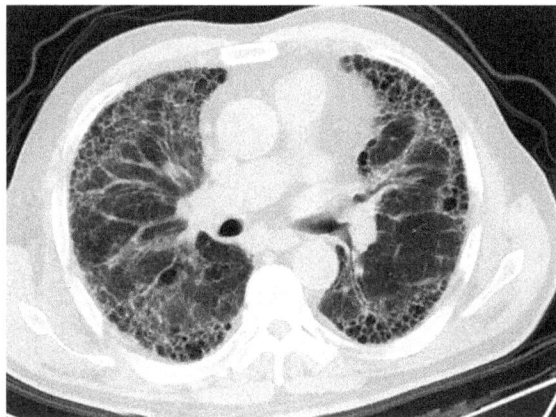

图 3-14　胸部 CT 显示双肺间质病变

3.2.13　什么是肺气肿？

肺气肿是肺组织过度充气而膨胀的一种状态。其表现为肺体积增大,胸廓呈桶状、前后径增加,两肺透亮度增加,肺纹理稀疏、变细、变直,肋间隙增宽,膈低平,心影呈垂位心型。肺气肿很常见,其发生与吸烟、环境因素(如严重空气污染)等有关。

病理上将肺气肿分为小叶中心型、全小叶型、间隔旁型和瘢痕旁型四型。小叶中心型肺气肿最常见,主要与吸烟有关;全小叶型肺气肿患者一般不吸烟,病变累及全肺,且以肺底为主;间隔旁型肺气肿常见于年轻吸烟者,病变常位于肺外周,且以肺尖部常见;瘢痕旁型肺气肿主要集中于瘢痕旁,常见于肺结核、局部肺纤维化及肺尘埃沉着病等疾病。

大多数肺气肿患者无临床症状,常在 CT 检查时偶然被发现,严重时可出现气急、咳嗽、干咳或刺激性咳嗽,晨起明显。在合并感染时可出现发热、咳痰等症状。

肺气肿一般通过胸部 X 线、肺功能或 CT 检查可以明确诊断。前两者对肺气肿诊断不十分敏感,而 CT 则可清晰显示肺气肿的征象,特别是高分辨力 CT,其是目前对肺气肿最敏感的无创性检查手段。

3.2.14　什么是肺大疱？

肺大疱是一种位于肺内的气肿性腔隙,由多个肺泡融合而成,直径＞1cm。

肺大疱好发于胸膜下,以肺尖及肺底多见。CT 图像上表现为肺实质内的类圆形含气腔,大小不一,较小者无壁,较大者可因推压邻近结构而形成菲薄假壁(图 3-15),多伴有肺气肿。

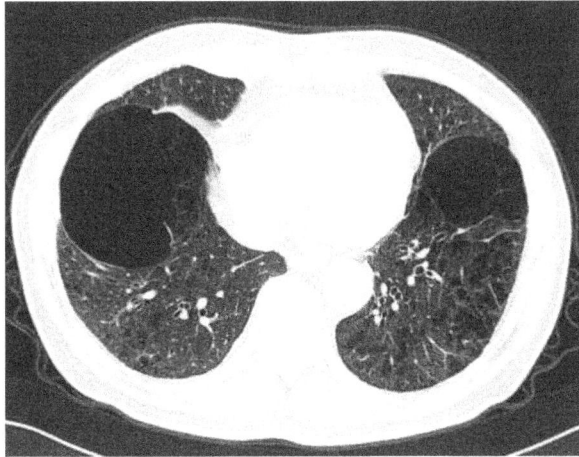

图 3-15　胸部 CT 显示双肺肺大疱

肺大疱可单发或多发,较小的肺大疱一般无须处理,连续随访观察可发现其数月或数年后有增大情况。肺大疱合并感染或出血时可有液平,肺大疱破裂会形成气胸。

3.2.15　什么是肺不张?

肺不张指一侧或部分肺组织的含气量减少,体积缩小,呈部分或完全萎陷状态。肺不张的原因有很多,如支气管阻塞、肺受外压、局部呼吸限制等,其中以支气管阻塞最为常见。支气管阻塞的最主要原因是肿瘤、异物。

临床表现主要取决于病因、肺不张程度和范围、发生时间以及并发症的严重程度,可有胸闷、气急、呼吸困难、干咳等。

X 线或 CT 图像上肺不张表现为患部肺体积缩小,密度增高(图 3-16),有时 X 线或 CT 能发现肺不张的原因。

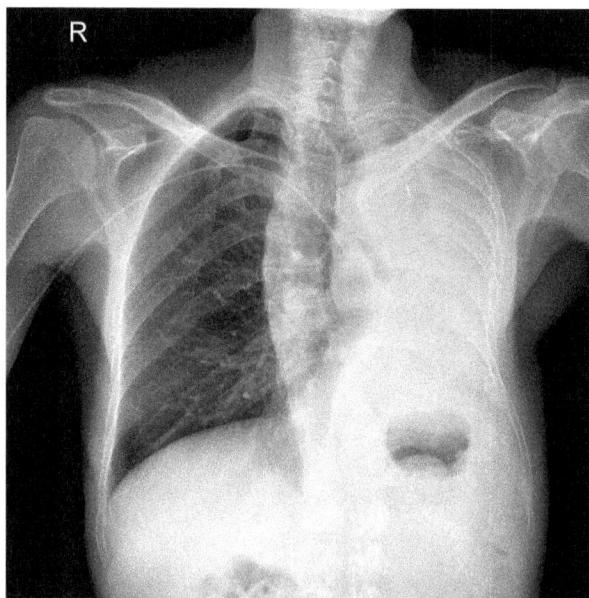

图 3-16　胸片显示左肺肺不张

第 3 节 支气管和肺部疾病解读

3.3.1 什么是支气管扩张？CT 图像上有何表现？

支气管扩张是指支气管内径的异常增宽，为较常见的一种慢性支气管疾患。支气管扩张可为先天性，但多数是后天性的。支气管扩张多见于左肺下叶、左肺舌段及右肺下叶。其临床典型症状有慢性咳嗽、咳大量脓痰和反复咯血。

CT 图像能清楚显示支气管扩张部位、范围和程度。支气管扩张在 CT 图像上表现为支气管呈囊状、柱状或囊柱状扩张(图 3-17)。

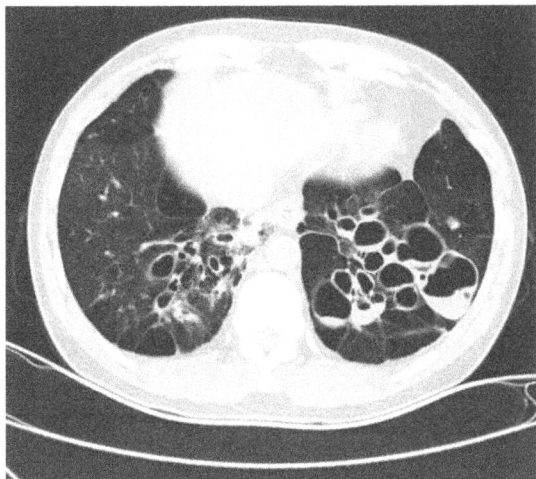

图 3-17 胸部 CT 显示双下肺支气管扩张

3.3.2 什么是肺隔离症？影像学上有何表现？

肺隔离症指一部分肺组织与正常支气管树相互分离，没有呼吸功能，是一种少见的先天性肺发育畸形。其血液供应来自主动脉系统，多发生于左肺下叶后基底段。

肺隔离症在临床上多无症状，并发感染时可出现发热、咳嗽、咳痰等症状。

其影像学表现为肺下部特别是左下肺实性、囊实性或囊性肿块，见到由主动脉发出的分支供血是其特征性表现(图 3-18)，增强 CT 可以明确诊断。

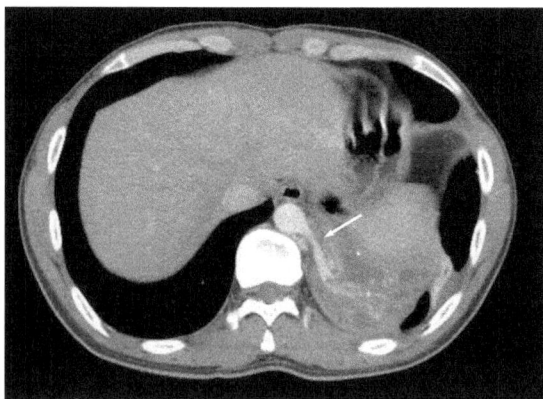

图 3-18　左下肺隔离症:增强 CT 显示降主动脉发出的
分支血管(箭头所指处)供应左下肺病灶

3.3.3　什么是肺动静脉畸形? 影像学上有何表现?

肺动静脉畸形又称肺动静脉瘘,是肺部动脉和静脉直接相通而引起的血流短路。肺动静脉畸形多为先天性,少数可由肺部创伤累及肺血管而形成。

肺动静脉畸形在临床上多无症状,常被偶然发现。较大的肺动静脉瘘可表现为活动后呼吸困难、心慌、气短、发绀、杵状指、胸痛及红细胞增多症等。

X 线和 CT 上表现为单发或多发的结节状、蚯蚓状影,周围有粗大的血管影与之相连(图 3-19)。

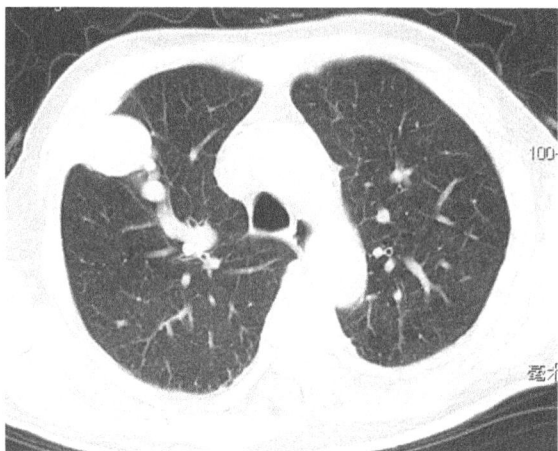

图 3-19　胸部 CT 显示右上肺动静脉畸形

3.3.4　什么是肺囊肿？影像学上有何表现？

　　肺囊肿是由胚胎发育障碍引起的一种先天性疾病。支气管的发育是从索状组织演变成中空的管状结构的过程。由于胚胎发育停滞，不能使索状结构成为贯通的管状结构，因此其远端分泌的黏液不能排出，逐渐积聚膨胀，形成囊肿。肺囊肿可表现为含气囊肿和液气囊肿、含液囊肿，好发于幼年或青少年，可单发或多发。

　　肺囊肿在临床上多无症状，继发感染时可有发热、咳痰、胸痛等症状。

　　X 线和 CT 上含气囊肿表现为薄壁、圆形透亮影（图 3-20）；液气囊肿表现为薄壁、圆形透亮影，内有液气平面；含液囊肿表现为圆形高密度影，呈水样密度，密度均匀，边界清楚，增强扫描不强化。囊肿继发感染时囊周可见片状渗出病灶，囊内可见液平面或原有液平面增高（图 3-21）。

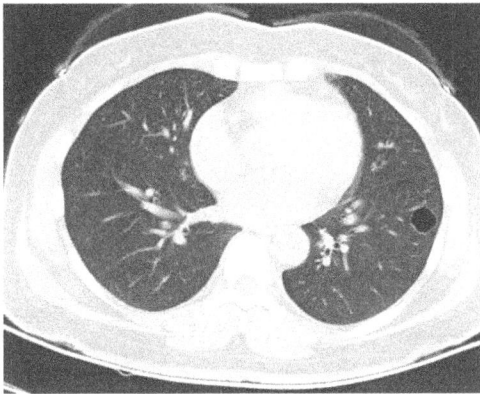

图 3-20　胸部 CT 显示左下肺含气肺囊肿

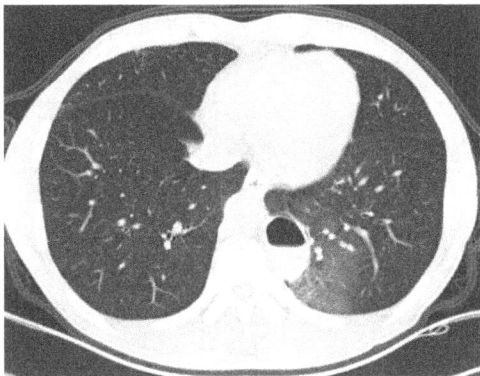

图 3-21　胸部 CT 显示左下肺囊肿继发感染

3.3.5 什么是大叶性肺炎？影像学上有何表现？

大叶性肺炎指病变累及整个肺叶或肺段，是一种由细菌引起的急性肺部炎症。其主要致病菌为肺炎链球菌，冬、春季节发病较多。

该病多见于青壮年，临床上起病急，以突发高热、恶寒、胸痛、咳嗽、咳铁锈色痰为临床特征。血常规检查白细胞总数及中性粒细胞计数明显升高。

X线和CT上表现为大片状密度增高影，以肺叶、肺段为界，内可见有含气支气管影（图 3-22）。

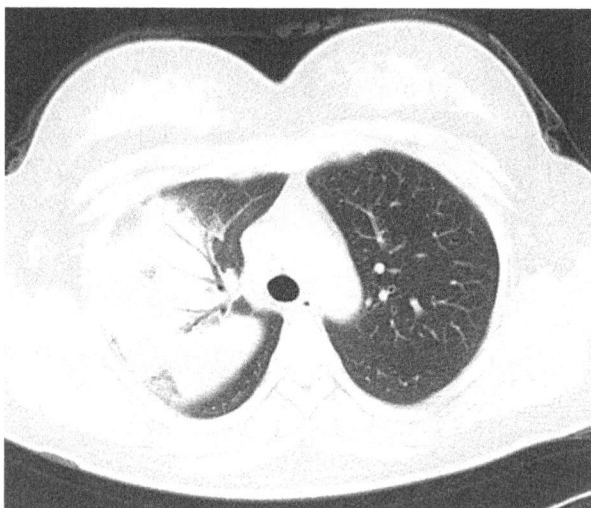

图 3-22　胸部 CT 显示右上肺大叶性肺炎

3.3.6 什么是小叶性肺炎？影像学上有何表现？

小叶性肺炎又称支气管肺炎，指病变累及肺小叶，其常见的致病菌为链球菌、葡萄球菌等。小叶性肺炎多见于婴幼儿、老年人及极度衰弱的患者，或手术后及长期卧床患者，这类患者两肺下部血液淤滞，易诱发感染。

该病临床表现较重，多有高热、咳嗽、咳泡沫样黏痰或浓痰，并伴有呼吸困难、发绀及胸痛等；胸部听诊有中、小水泡音。当该病发生于极度衰弱的老年人时，因机体反应性低，体温可不升高，血白细胞计数也可不增加。

X线和CT上表现为两肺中下叶沿支气管分布的多发斑点状或斑片状密度增高影，边缘模糊不清（图 3-23）。

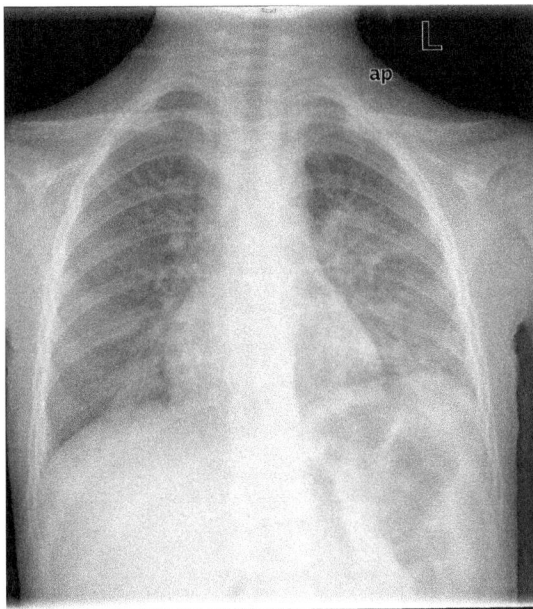

图 3-23　胸片显示小叶性肺炎

3.3.7　什么是间质性肺炎？影像学上有何表现？

间质性肺炎指炎症主要局限于肺间质的一类疾病。该病可分为继发性和特发性两种,前者有明确的病因,如感染(特别是病毒感染)、结缔组织疾病、肺尘埃沉着病(又称尘肺)、有毒气体吸入等;后者原因尚不明。

该病在临床上除原发病症状外,常同时出现气急、发绀、咳嗽等,而体征较少。

X 线和 CT 上可见两肺弥漫分布的网状、网状结节状影和牵拉性支气管扩张(图 3-24)。

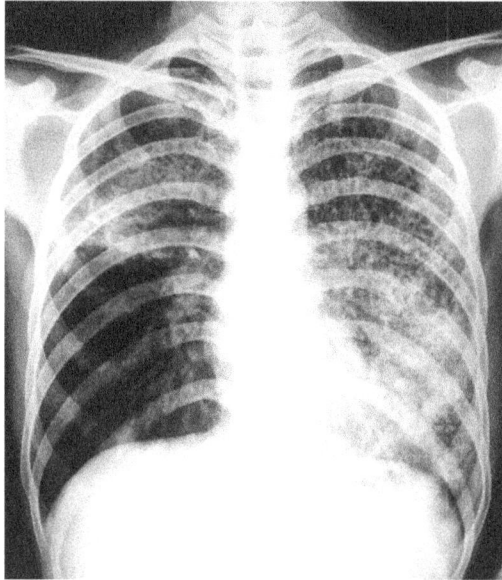

图 3-24　胸片显示两肺间质性肺炎

3.3.8　什么是肺脓肿？影像学上有何表现？

肺脓肿是一种由化脓性细菌引起的肺组织坏死性炎性疾病。病原体以金黄色葡萄球菌、肺炎双球菌及厌氧菌多见,感染途径有吸入性、血源性和直接蔓延。右肺较左肺多见,上叶后段及下叶背段是好发部位。

化脓性细菌随分泌物或异物经支气管吸入后,引起肺组织化脓性炎症,约1周后病灶中心发生坏死、液化形成脓肿,坏死液化物经支气管排出后形成空洞。有时肺脓肿破溃到胸腔形成脓胸或脓气胸。

临床上急性肺脓肿为急性起病,主要表现为发热、咳嗽、咳脓臭痰、胸痛,有时伴咯血,全身中毒症状明显,白细胞计数明显增加。慢性肺脓肿以咳嗽、咳脓痰、咯血为主要症状,可伴不规则发热、贫血、消瘦等。

X线和CT上可表现为肺内厚壁空洞,有气-液平面,洞壁内缘光滑,外缘模糊(图3-25)。

急性肺脓肿经抗感染治疗后,脓腔可逐渐缩小直至消失。此外,也可因脓肿引流不畅,治疗不及时,脓肿壁因大量肉芽组织和纤维组织增生而转变为慢性肺脓肿。

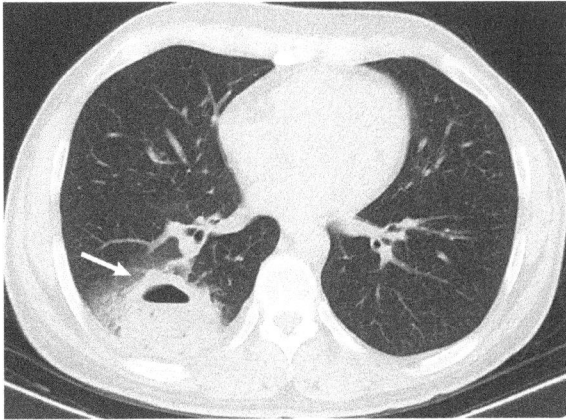

图 3-25　胸部 CT 显示右下肺脓肿（箭头所指处）

3.3.9　什么是肺炎性肌纤维母细胞瘤？影像学上有何表现？

炎性肌纤维母细胞瘤（inflammatory myofibroblastic tumor，IMT）由分化的肌纤维母细胞性梭形细胞形成，是一种少见的、交界性或低度恶性的间叶性肿瘤。IMT 以往被命名为炎性假瘤、浆细胞肉芽肿、纤维黄色瘤、炎性肌纤维组织细胞增生、黏液样错构瘤等。IMT 可发生于身体的任何部位，以肺部最常见。

目前 IMT 的病因尚不明，可能与手术、创伤、炎症、EB 病毒或特殊细菌感染有关。该病多见于儿童和青少年，中老年人也可发病。其临床表现无特异性，一般患者表现为咳嗽、咳痰、低热、胸痛、气促、体重减轻等症状，也有部分患者没有症状。实验室检查缺乏特异性。

CT 是首选的影像学检查方法，主要表现为：①病灶以单发多见，且多位于右下肺、肺周边部位；②呈球形或类球形团块影，常无分叶征象，少数可有浅分叶、粗长毛刺及棘状突起（图 3-26）。③病灶内部密度均匀或不均匀，部分见小圆形或椭圆形液性密度坏死影；④CT 动态增强扫描显示肿块实性病灶多呈延迟性持续均匀或不均匀强化；⑤邻近胸膜局限性增厚、粘连；⑥少数合并肺门及纵隔淋巴结肿大。

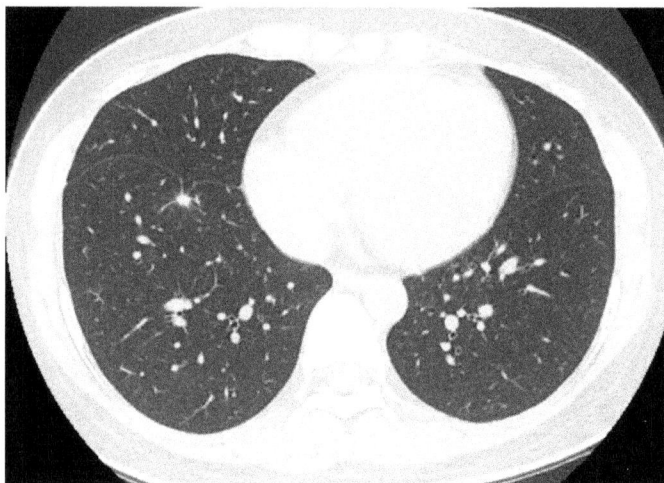

图 3-26　右下肺炎性肌纤维母细胞瘤:胸部 CT 平扫显示
右肺下叶小结节状阴影,可见长毛刺(箭头所指处)

3.3.10　什么是原发型肺结核? 影像学上有何表现? 预后如何?

原发型肺结核是指人体初次感染结核菌所引起的肺结核病,包括原发综合征及胸内淋巴结结核。该病常见于儿童,少数可见于青年。结核杆菌经呼吸道吸入后进入肺泡,发生急性渗出性改变,称为原发病灶。同时结核杆菌经淋巴管蔓延,引起结核性淋巴管炎与结核性淋巴结炎。肺部原发灶、局部淋巴管炎和所属淋巴结炎三者合称为原发综合征,附近可有胸膜反应。

该病在临床表现上常无明显的呼吸道症状,部分患者可出现不规则发热、慢性咳嗽、乏力、消瘦等症状,少数患者可出现压迫症状,如刺激性咳嗽、哮喘、呼吸困难等,多为肺门或纵隔肿大淋巴结压迫较大支气管所致。

X 线和 CT 上表现:①原发综合征　典型者表现为原发病灶、淋巴管炎与肿大的肺门淋巴结连接在一起形成的哑铃状征象。原发病灶表现为云絮或斑片状阴影,边缘模糊,多位于中、上肺野;肺门和(或)纵隔淋巴结肿大表现为肺门或纵隔区向同侧肺野突出的高密度影,在原发病灶和肺门肿大淋巴结之间的淋巴管炎则表现为线样或索条状模糊阴影(图 3-27)。②胸内淋巴结结核　该病主要表现为肺门或纵隔区向肺野突出的类圆形高密度阴影,边缘模糊或清晰,CT 增强扫描呈环状强化(图 3-28)。

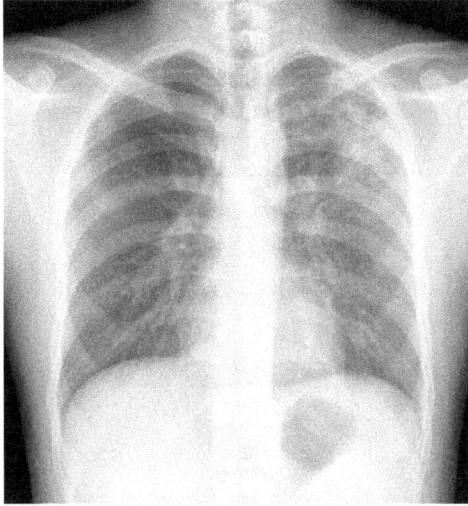

图 3-27　胸片显示左上肺原发综合征

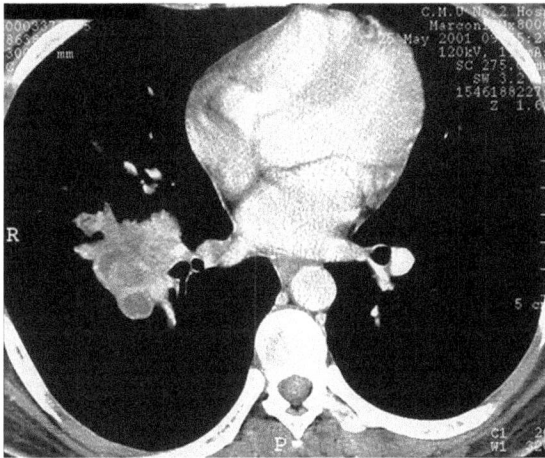

图 3-28　胸部 CT 显示右下肺门部多个肿大淋巴结,环状强化

原发型肺结核的预后一般良好,经过治疗,大部分患儿的病灶会很快被吸收或钙化。如果患儿年龄小、抵抗力弱,那么结核菌就可能侵入血液循环并播散到全身,引起其他器官的结核,其中以结核性脑膜炎多见。

3.3.11 什么是肺门淋巴结结核？影像学上有何表现？

肺门淋巴结结核是原发综合征的一个表现。有时肺部原发灶和引流淋巴管炎症已被吸收或不明显,X线或CT图像上仅显示肺门或纵隔淋巴结肿大,称为支气管或气管淋巴结结核,即胸内淋巴结结核。若只有肺门淋巴结肿大,则称为肺门淋巴结结核。胸片上表现为单侧肺门影增大,CT图像上可见一侧肺门淋巴结肿大,增强扫描呈环状强化(图3-28)。

3.3.12 什么是血行播散型肺结核？影像学上有何表现？

血行播散型肺结核是由结核杆菌进入血液循环并播散到肺内所引起的两肺弥漫分布的一种肺结核类型。如大量结核杆菌一次或短期内数次侵入血液循环并播散入肺,形成两肺弥漫分布、大小1～2mm米粒样病灶,则称为急性粟粒型肺结核。如少量结核杆菌在较长时间内反复多次侵入血液循环并播散入肺,形成大小不等的病灶,且多以增殖性病灶为主,则称为亚急性或慢性血行播散型肺结核。

临床上急性粟粒型肺结核大多起病急骤,中毒症状明显,有高热、寒战、盗汗、乏力、咳嗽、咳痰、胸痛等症状,部分患者还有消化道症状或脑膜刺激症状等。亚急性或慢性血行播散型肺结核患者可有不同程度畏寒、低热,常伴有盗汗、失眠、乏力、消瘦、咳嗽等症状。实验室检查:结核抗体试验阳性。

X线和CT图像上,急性粟粒型肺结核约2周后出现较典型的"三均匀"表现,即两肺野分布均匀、大小一致(直径1～2mm)、密度均匀的弥漫小结节状病灶(图3-29)。亚急性或慢性血行播散型肺结核则表现为"三不均匀"的特点,即两肺病灶大小不一致,密度不均匀,分布不均匀,一般以两中上肺野分布为多,下肺野分布少。

急性粟粒型肺结核和亚急性或慢性血行播散型肺结核是重症结核病,必须予以积极的抗结核治疗,同时应给予合理的营养(选用富含蛋白质和维生素的食物),并注意休息。

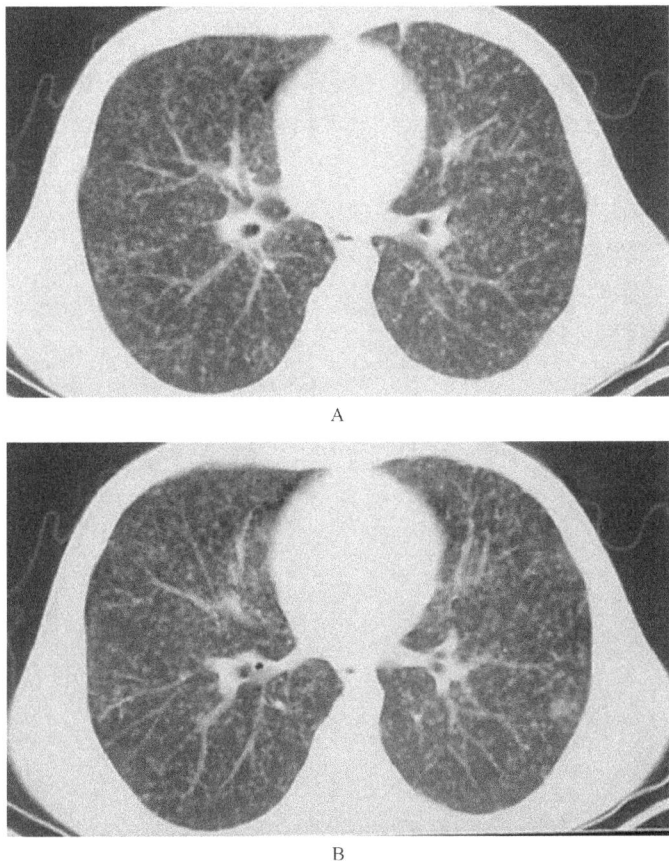

图 3-29 急性粟粒型肺结核:肺部 CT 扫描显示不同层面(A、B)均匀分布粟粒样病灶

3.3.13 什么是继发型肺结核？影像学上有何表现？

继发型肺结核是指肺内已静止的原发病灶重新活动(内源性),或再次感染外界结核杆菌(外源性)而发生的一种肺结核病。它是肺结核病中最常见的类型,多见于成年人。其基本病理改变包括渗出性病变、增殖性病变和变质性病变(干酪样坏死),且以上三种基本病变常同时存在,在治疗和发展过程中可以互相转化,从而导致肺结核病变的复杂性和多样性。

临床上继发型肺结核起病多缓慢。其临床症状可分为全身中毒症状和呼吸系统症状两部分,前者包括午后低热、盗汗、乏力、食欲缺乏、体重减轻等,后者包括咳嗽、咳痰、咯血、胸痛和呼吸困难等。如患者出现刺激性咳嗽,则可能合并支气管内膜结核。实验室检查痰中可发现结核杆菌,结核抗体试验阳性。

X线和CT上,继发型肺结核的重要特点是病变有好发部位和呈现多形性。前者指肺结核病变易发生在肺上叶尖段和后段、下叶背段,常常是多肺段受累;后者指肺结核病灶内可出现渗出、增殖、纤维化、干酪坏死、钙化、空洞及其他肺野播散病灶等(图3-30)。

继发型肺结核如处于活动期,则有较强的传染性,必须及时给予规范治疗。经适当治疗,病灶可被吸收消散,或遗留纤维、增殖、钙化灶等。此外,空洞也可经治疗后吸收缩小或闭合;不闭合者,如无存活的病菌,则称为"空洞开放愈合",此时患者已经没有传染性。

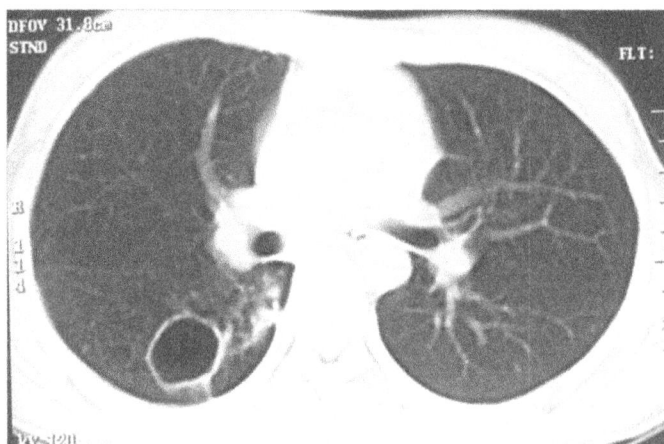

图 3-30　胸部 CT 显示右肺继发型肺结核

3.3.14　什么是陈旧性肺结核?

陈旧性肺结核是放射科诊断报告上的一个医学术语,指患者原有肺结核的位置呈现纤维、增殖、钙化灶。此时患者已无潮热、盗汗等结核中毒症状,痰液内找不到结核杆菌,随访复查肺部的病变也未出现任何变化。这种情况多在其他原因出现咳嗽、咳痰,于就诊或健康体检时被偶然发现。

X线和CT图像上陈旧性肺结核提示患者曾患结核,已经完全治愈或未经治疗自行痊愈,无须做任何处理。

3.3.15 什么是结核球？

结核球又称结核瘤，是继发型肺结核中一种较为常见的病变类型，它是由纤维组织包膜包裹结核性干酪坏死灶而形成的。

X线或CT图像上主要表现为病灶呈圆形或椭圆形，小者直径5～10mm，大者直径20～30mm，甚至更大。病灶密度较高，且不均匀，可见致密粗大钙化灶、稍低密度干酪性坏死区及裂隙样溶解区，有时还可以见到不规则的低密度空洞影。病灶边缘较清晰，可呈浅分叶，并可见粗长毛刺影。病灶周围多散见纤维条索灶、钙化结节灶等"卫星灶"，邻近胸膜增厚粘连(图 3-31)。

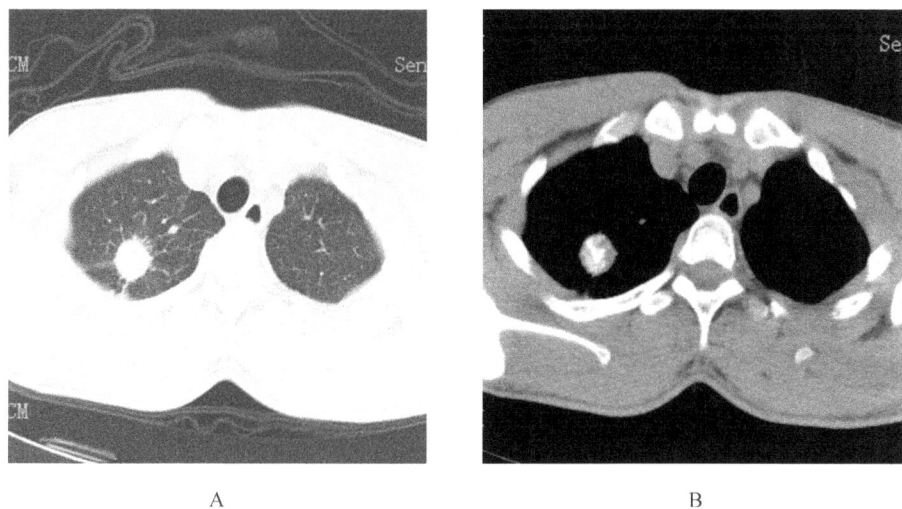

A   B

图 3-31　右肺上叶尖段结核球
A. CT 肺窗；B. CT 纵隔窗

结核球在临床上属于相对稳定的病灶，患者一般无任何临床症状，病灶大小可以在很长时间内没有变化。但是，由于结核球内的干酪坏死灶中可能存在存活的结核杆菌，因此当机体抵抗力低下时也可转变为播散型肺结核，或者干酪组织液化并经引流支气管咳出，形成结核性空洞，此时该患者就成为结核病的"传染源"。

3.3.16 什么是干酪性肺炎？影像学上有何表现？

干酪性肺炎是继发型肺结核中一种临床症状极为严重的病变类型，其病变为大片急性结核性渗出性病变,并伴有干酪性坏死灶。根据病变范围,干酪性肺炎可分为大叶性干酪性肺炎、小叶性干酪性肺炎及团块样干酪性肺炎,其中以大叶性干酪性肺炎的临床表现最为危重。

干酪性肺炎的 X 线或 CT 主要表现为整个肺叶或肺段大片实变,病变早期病变区密度尚均匀,并可见含气支气管像,后期病变区因坏死溶解而出现无壁空洞影。病变肺叶可因肺组织广泛破坏致肺容积缩小,邻近肺野可见肺内播散灶,播散病灶沿支气管血管束分布,可广泛分布于一侧或双侧肺野内,并以两肺下叶更常见(图 3-32)。

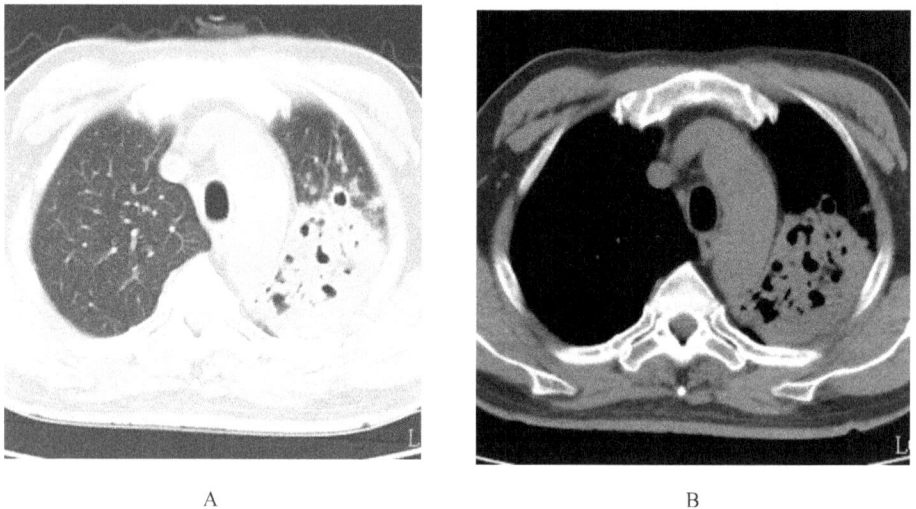

图 3-32　左肺上叶干酪性肺炎
A.CT 肺窗;B.CT 纵隔窗

干酪性肺炎是由大量结核杆菌进入机体和(或)机体抵抗力降低时所引发的,其病情危急,临床症状较重,可表现为高热、盗汗、休克等严重结核中毒症状。因病变区存在大量干酪性坏死,可随患者咳嗽咳出大量结核杆菌,并形成无壁空洞,故临床上必须积极给予抗结核治疗。

3.3.17　什么是Ⅳ型肺结核?影像学上有何表现?

Ⅳ型肺结核又称结核性胸膜炎,是结核杆菌及其代谢产物进入高敏感状态的胸膜腔而引起的胸膜炎症。结核性胸膜炎可分为干性和渗出性两种,前者不产生明显渗液;后者是机体对结核杆菌产生高过敏性反应,形成胸腔内渗液,且多为单侧,液体一般为浆液性或血性,可呈游离状态,此外也可被局限于胸腔某一部位,即为包裹性胸腔积液。

临床上结核性胸膜炎多见于儿童与青少年。干性结核性胸膜炎可无明显症状,有时表现为微热和轻度胸痛,也有部分患者表现为高热和较明显的胸痛,呈尖锐的针刺样疼痛。渗出性结核性胸膜炎表现为发病急剧、高热,伴有全身不适、乏力、盗汗、食欲减退等结核中毒症状,当积液量大时,可出现气急和呼吸困难。

结核性胸膜炎表现为干性时,影像学难以发现。渗出性结核性胸膜炎的影像学表现为不同程度的胸腔积液、胸膜增厚(图 3-33)。

经抽液、抗结核治疗,胸腔积液会被完全吸收,但可遗留下胸膜增厚、粘连、钙化。

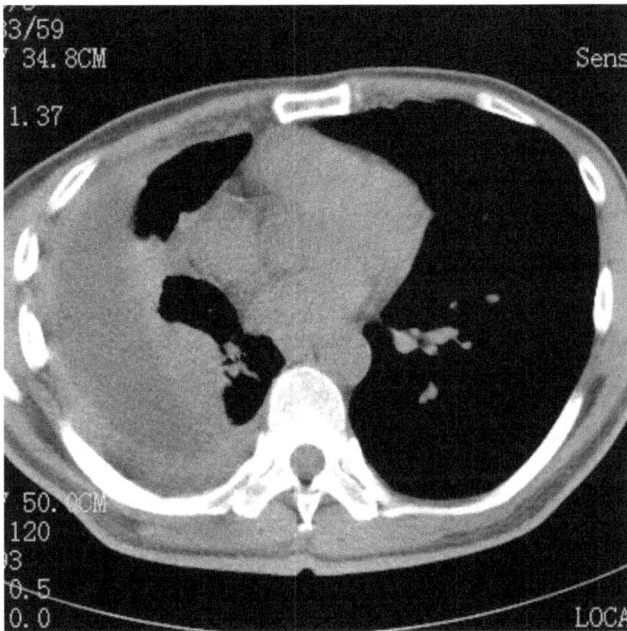

图 3-33 胸部 CT 显示右侧结核性胸膜炎(胸腔积液伴胸膜增厚)

3.3.18 什么是肺癌?影像学上有何表现?

临床上所说的肺癌是指原发性支气管肺癌,是起源于支气管或肺泡上皮的一种恶性肿瘤。它是近年来发病率增长最快的恶性肿瘤之一,男性恶性肿瘤中肺癌的发病率和死亡率均占第 1 位,而在女性其发病率占第 2 位。肺癌的病因至今尚未完全明了。研究表明,长期大量吸烟与肺癌的发生有非常密切的关系,此类人群发生肺癌的概率是不吸烟者的 10~20 倍。病理学上将肺癌分为小细胞型肺癌和非小细胞型肺癌两大类,后者占所有肺癌的 80% 左右,包括鳞状细胞癌(鳞癌)、腺癌和大细胞癌等病理类型。与小细胞型肺癌相比,非小细胞型肺癌癌细胞的生长分裂较慢,扩散转移相对较晚。根据肿瘤生长部位,肺癌可分为位于肺段及以上支气管的中央型肺癌和位于肺段以下支气管的周围型肺癌。

肺癌的临床表现多种多样,症状和体征的有无、轻重以及出现的早晚取决于肿瘤的发生部位、病理类型、有无转移及有无并发症,以及患者的反应程度和耐受性。肺癌的早期症状常较轻微,甚至可无任何不适。中央型肺癌早期多出现刺激性咳嗽、咯血、阻塞性肺炎的症状;而周围型肺癌的症状出现晚且较轻,甚至无症状,常在体检时被偶然发现。

肺癌的诊断依赖于影像学、支气管镜及相关实验室检查,其中影像学检查,尤其是胸部 CT 检查对无明显临床症状的早期肺癌具有重要的意义。现在各医院多采用低剂量胸部 CT 平扫对高危人群进行筛查,这对肺癌的早期发现、早期干预治疗意义重大。

X 线和 CT 图像上中央型肺癌表现为肺门部肿块伴支气管狭窄、阻塞,同时伴有阻塞性肺炎、肺不张等(图 3-34)。周围型肺癌表现为肺部结节、肿块

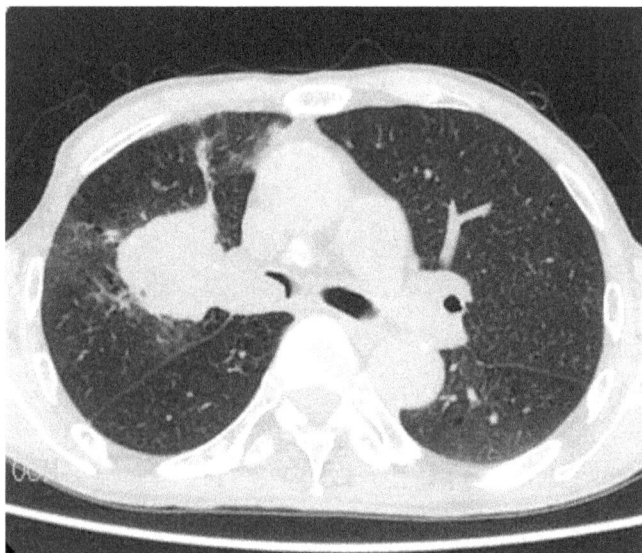

图 3-34　胸部 CT 显示右肺中央型肺癌

（图 3-35）。MRI 图像上肺癌肿块弥散加权成像（diffusion-weighted imaging，DWI）呈高信号（图 3-36）。PET/CT 图像上肺癌肿块表现为糖代谢水平增高，放射性明显浓聚（图 3-37），SUV＞2.5。

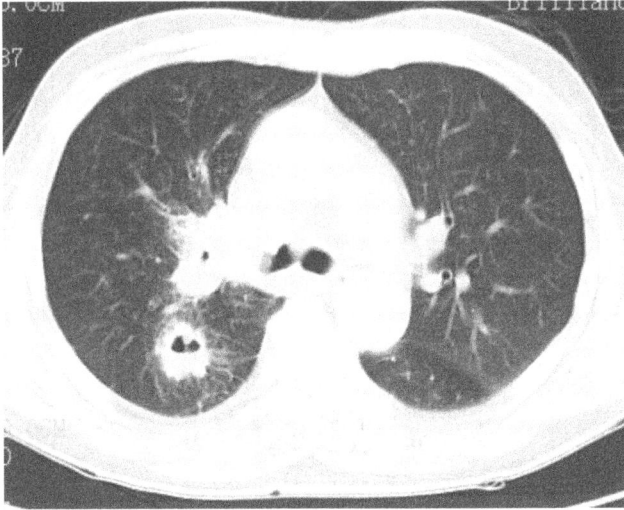

图 3-35　胸部 CT 显示右肺周围型肺癌

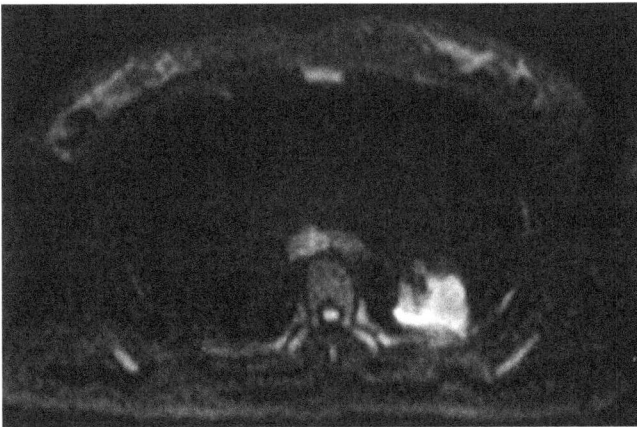

图 3-36　左肺周围型肺癌（MRI DWI 高信号灶）

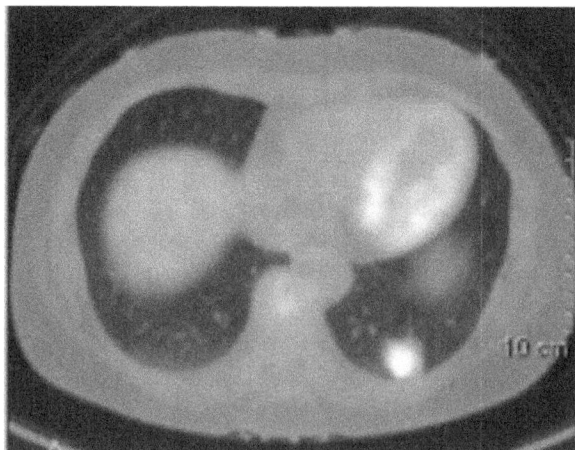

图 3-37   左肺周围型肺癌(PET/CT)

3.3.19   什么是肺腺癌？其有什么特点？

肺腺癌是非小细胞肺癌中较常见的一种病理类型,好发于女性,大多数患者无明确吸烟史。肺腺癌大多起源于较小的支气管黏膜或肺泡上皮,表现为周围型肺癌,部分起源于大支气管的黏液腺。肺腺癌早期多无明显临床症状,往往在胸部影像检查时被偶然发现。

肺腺癌胸部 CT 表现为肺内不规则结节或肿块影(图 3-38),其边缘可

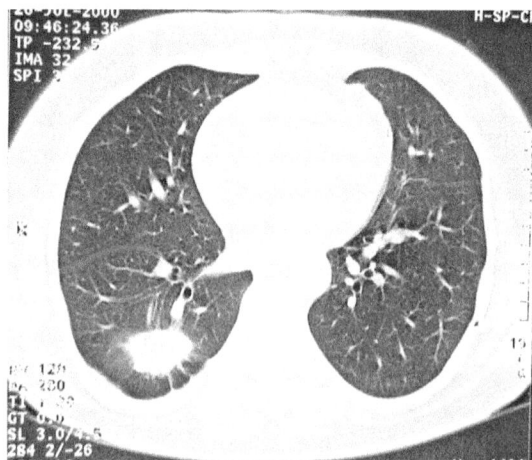

图 3-38   胸部 CT 显示右肺腺癌(实性结节)

见较深分叶、细短毛刺,并可见邻近血管纠集呈"血管集束征"、胸膜凹陷征等。病变内部密度欠均匀,可呈混杂磨玻璃密度影,并可见"小泡征";黏液腺癌可见更低密度"黏液湖",其内可见细沙粒样钙化。早期肺腺癌可以表现为纯磨玻璃密度结节灶(图3-39),普通胸部X线片多因分辨力不高无法显示而导致漏诊。

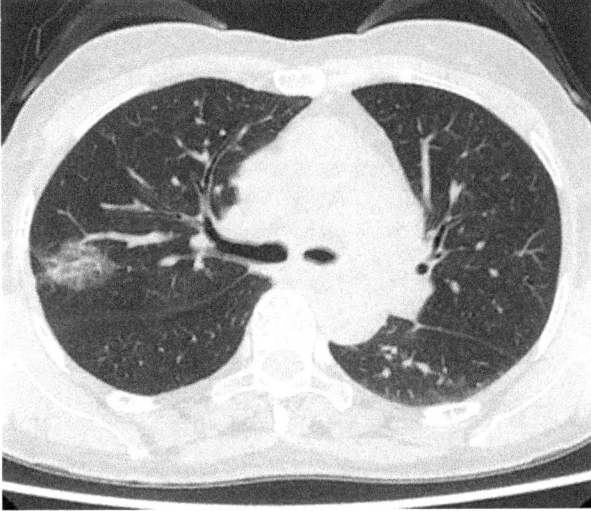

图3-39 胸部CT显示右肺腺癌(纯磨玻璃结节)

肺腺癌一般进展较慢,但也有病灶早期即发生血行转移,淋巴转移则发生较晚。肺腺癌的治疗效果与患者自身状况、肿瘤病理分型、病变侵及范围(临床分期)等因素有关。

3.3.20 什么是肺鳞癌?其有什么特点?

肺鳞癌也是非小细胞肺癌中较常见的一种病理类型,多见于老年男性,与吸烟有密切关系。肺鳞癌以中央型肺癌多见(图3-34),早期常引发支气管狭窄,导致阻塞性肺炎、肺不张等。其临床表现为发热、咳嗽、痰中带血、胸痛等。

局限于支气管内的早期中央型肺鳞癌X线胸片可无异常,或表现为阻塞性,如阻塞性肺气肿、阻塞性肺炎和阻塞性肺不张;后期可表现为肺门部肿块。CT上可表现为肺门部肿块、支气管壁增厚、支气管狭窄和淋巴结肿大等。

肺鳞癌进展缓慢,转移晚,手术切除机会较多,患者5年生存率较高。肺鳞癌对放疗、化疗不如小细胞未分化癌敏感。

3.3.21 什么是小细胞肺癌？其有什么特点？

小细胞肺癌约占肺癌的 13%，是肺癌中分化程度最低、恶性程度最高的一种类型，与吸烟关系密切。小细胞肺癌多发生于肺中央部，表现为中央型肺癌，具有神经内分泌的功能。其早期可无症状，最常见的症状为乏力、咳嗽、气短、体重下降、疼痛、咯血等。

影像学上小细胞肺癌（图 3-40）与其他类型的中央型肺癌无法区别，故需做病理检查以明确诊断。

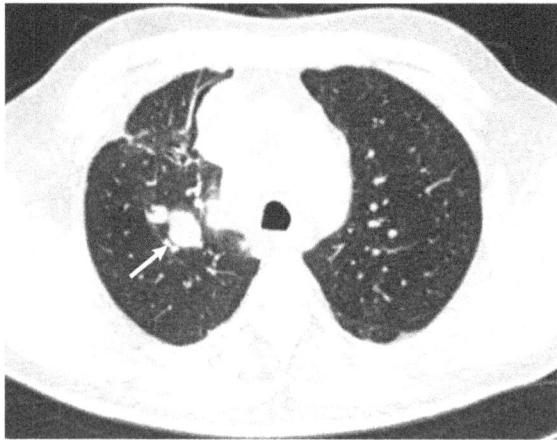

图 3-40　小细胞肺癌:CT 图像显示右肺
上叶结节状肿瘤灶（箭头所指处）

小细胞肺癌恶性程度高，倍增时间短，转移早且广泛，对化疗、放疗敏感，初治缓解率高，但极易发生继发性耐药，易复发，故治疗以全身化疗为主。

3.3.22 什么是早期肺癌？

在临床工作中，普遍采用国际肺癌研究协会（International Association for the Study of Lung Cancer，IASLC）制定的 TNM〔原发肿瘤（T）、有无淋巴结（N）和脏器转移（M）〕分类法来综合评价恶性肿瘤，帮助医师制定有效的治疗方案及预测治疗效果和预后等。IASLC 于 2015 年更新的肺癌 TNM 分类第八版（参见表 3-1 至表 3-4)定义的早期肺癌指瘤体直径≤3cm，且没有累及主支气管，无淋巴结和脏器转移。

表 3-1 肺癌 TNM 分类:原发肿瘤分期(IASLC 第八版)

原发肿瘤(T)分期
Tx:未发现原发肿瘤,或者通过痰细胞学或支气管灌洗发现癌细胞,但影像学及支气管镜无法发现。
T0:无原发肿瘤的证据。
Tis:原位癌。
T1:肿瘤最大径≤3cm,周围包绕肺组织及脏层胸膜,支气管镜见肿瘤侵及叶支气管,未侵及主支气管。 　　T1a(mi):微浸润腺癌(minimally invasive adenocarcinoma,MIA);※ 　　T1a:肿瘤最大径≤1cm;# 　　T1b:肿瘤最大径>1cm,≤2cm; 　　T1c:肿瘤最大径>2cm,≤3cm。
T2:肿瘤最大径>3cm,≤5cm;侵犯主支气管(不常见的表浅扩散型肿瘤,无论体积大小,当侵犯限于支气管壁时,虽可能侵犯主支气管,但仍为 T1),但未侵及隆突;侵及脏层胸膜;有阻塞性肺炎或者部分或全肺肺不张。符合以上任何一个条件即归为 T2。 　　T2a:肿瘤最大径>3cm,≤4cm; 　　T2b:肿瘤最大径>4cm,≤5cm。
T3:肿瘤最大径>5cm,≤7cm,直接侵犯以下任何一个器官,包括胸壁(包含肺上沟瘤)、膈神经、心包;同一肺叶出现孤立性癌结节。符合以上任何一个条件即归为 T3。
T4:肿瘤最大径>7cm;无论体积大小,侵及以下任何一个器官,包括纵隔、心脏、大血管、隆突、喉返神经、主支气管、食管、椎体、膈肌;同侧不同肺叶内孤立癌结节。

　　※:单发结节,肿瘤直径≤3cm,以贴壁生长为主,病灶中任何一个浸润灶的最大直径≤5mm。

　　#:任何大小的非常见浅表肿瘤,只要局限于支气管壁,即使累及主支气管,也定义为 T1a。

表 3-2 肺癌 TNM 分类:淋巴结分期(IASLC 第八版)

淋巴结(N)分期
Nx:区域淋巴结无法评估。
N0:无区域淋巴结转移。
N1:同侧支气管周围和(或)同侧肺门淋巴结以及肺内淋巴结有转移,包括直接侵犯而累及的。
N2:同侧纵隔内和(或)隆突下淋巴结转移。
N3:对侧纵隔、对侧肺门、同侧或对侧前斜角肌及锁骨上淋巴结转移。

表 3-3　肺癌 TNM 分类:脏器转移分期(IASLC 第八版)

脏器转移(M)分期

M0:无远处转移。

M1:远处转移。

　　M1a:局限于胸腔内,包括胸膜播散(恶性胸腔积液、心包积液或胸膜结节)以及对侧肺
　　　　叶出现癌结节(许多肺癌胸腔积液是由肿瘤引起的,少数患者胸液多次细胞学检
　　　　查阴性,既不是血性也不是渗液,如果各种因素和临床判断认为渗液与肿瘤无
　　　　关,那么不应该将胸腔积液纳入分期因素)。

　　M1b:远处器官单发转移灶为 M1b。

　　M1c:多个或单个器官多处转移为 M1c。

表 3-4　肺癌 TNM 分期(IASLC 第八版)

TNM 分期	T	N	M
原发灶不明肿瘤	Tx	0	0
0 期	Tis	0	0
ⅠA1 期	T1a	0	0
ⅠA2 期	T1b	0	0
ⅠA3 期	T1c	0	0
ⅠB 期	T2a	0	0
ⅡA 期	T2b	0	0
ⅡB 期	T1a,T1b,T1c;T2a,T2b	1	0
	T3	0	0
ⅢA 期	T1a,T1b,T1c;T2a,T2b	2	0
	T3	1	0
	T4	0,1	0
ⅢB 期	T1a,T1b,T1c;T2a,T2b	3	0
	T3	2	0
	T4	2	0
ⅢC 期	T3,T4	3	0
ⅣA 期	任何 T	任何 N	M1a,M1b
ⅣB 期	任何 T	任何 N	M1c

3.3.23 什么是中晚期肺癌？

中晚期肺癌指肿瘤较大,直径超过 3cm,或者任何累及主支气管以上气道的瘤体,或有淋巴结和脏器转移者(参见表 3-1 至表 3-4)。分期的临床意义在于有利于医师制定有效的治疗方案,如是否需要手术,制定手术方案、术后放化疗方案等。

3.3.24 什么是肺部转移瘤？ 影像学上有何表现？

肺部转移瘤是指肺部或其他部位的恶性肿瘤通过血液、淋巴或直接侵犯转移到肺部的恶性肿瘤。患者初期可无明显症状,晚期主要表现为咳嗽、呼吸困难、胸痛、咯血及消瘦等,患者多有原发肿瘤史。

影像学上,通过血道转移者表现为两肺多发大小不等的结节状或肿块状阴影(图 3-41);通过淋巴道转移者表现为网状及多发细小结节影。

发现肺部转移瘤提示病变已到晚期,有助于临床医师制定治疗方案。

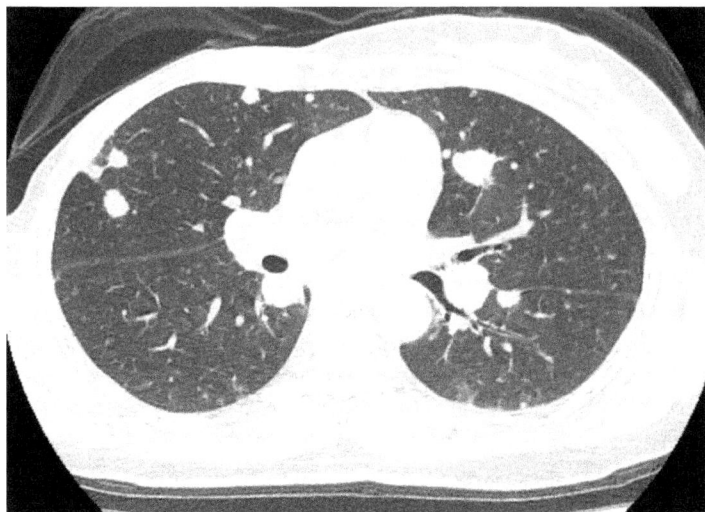

图 3-41 胸部 CT 显示两肺转移瘤:右乳腺癌患者术后半年出现
两肺转移,表现为散在多个结节影

3.3.25 什么是肺错构瘤？影像学上有何表现？

肺错构瘤指因胚胎发育异常，导致肺正常组织的不正常组合所构成的瘤样畸形。肺错构瘤是一种常见的肺部良性肿瘤，约占肺部良性肿瘤的75%。其生长缓慢，极少恶变。

绝大多数(80%以上)错构瘤生长在肺的周边，且男性多于女性。临床上一般没有症状，查体也没有阳性体征。多数肺错构瘤是在常规体检时通过胸部X线和CT检查被偶然发现的。只有当错构瘤发展到一定大小，足以刺激支气管或压迫支气管造成支气管狭窄或阻塞时，才出现咳嗽、胸痛、发热、气短、血痰，甚至咯血等临床症状。

肺错构瘤的临床表现无特异性，诊断主要依据X线检查、CT尤其是肺部结节的靶扫描CT。病灶内有钙化尤其是"爆米花"样钙化和脂肪成分是肺错构瘤的特征性表现(图3-42)，该特征有助于与其他肺内肿块相鉴别。

具有特征性表现的肺错构瘤，CT可以明确诊断。对于没有特征性表现的错构瘤，影像学上无法与其他肺部肿块相鉴别。

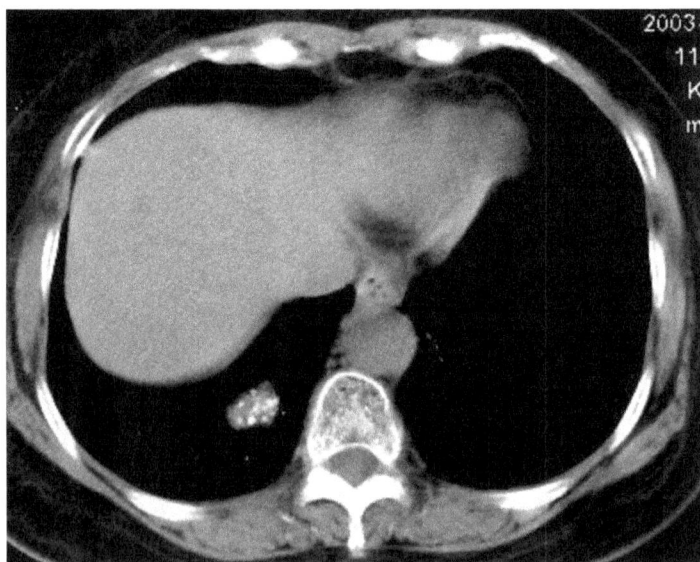

图 3-42 胸部 CT 显示右下肺错构瘤

3.3.26　什么是硬化性肺泡细胞瘤？影像学上有何表现？

硬化性肺泡细胞瘤在 2015 年前称为肺硬化性血管瘤,这是一种少见的肺良性肿瘤,以中青年女性多见。临床上 $50\%\sim87\%$ 的患者无症状,常见的症状是咳嗽、痰中带血及胸痛。

胸部 CT 增强检查是诊断该病的一个重要手段,表现为边缘清晰、圆形或类圆形单发软组织肿块(图 3-43),以肺周边多见,密度多均匀,偶见钙化,一般无肿大的肺门及纵隔淋巴结。CT 增强扫描小病灶呈明显强化,且持续时间长;大病灶由于病理成分不同,因此早期呈不均匀强化,延迟扫描呈缓慢持久强化。

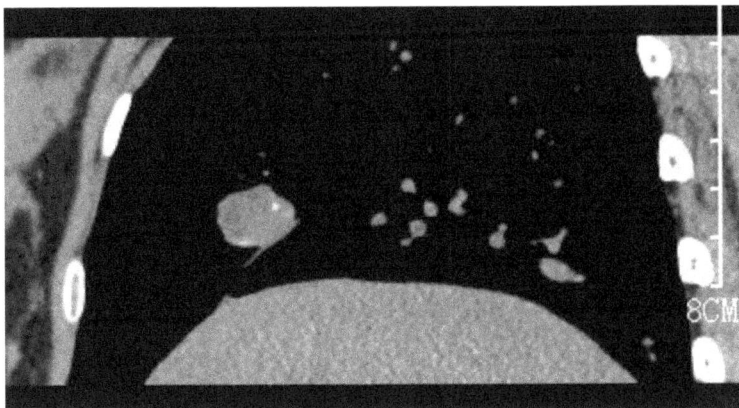

图 3-43　胸部 CT 显示右下肺硬化性肺泡细胞瘤

3.3.27　什么是肺曲菌病？影像学上有何表现？

肺曲菌病为肺部常见的真菌病,其主要致病菌为烟曲菌。根据感染方式,可将肺曲菌病分为寄生性、侵袭性及变态反应性三种。寄生性肺曲菌病常继发于肺原有的空洞或空腔内,致病菌分泌的菌丝形成游离状态的曲菌球;侵袭性肺曲菌病为由曲菌引起的肺部炎症、化脓及肉芽肿性病变,病变范围可较广泛;变态反应性肺曲菌病又称"过敏型支气管肺曲菌病",由过敏体质者吸入大量曲菌孢子后,机体对曲菌发生变态反应,支气管分泌的黏液增多,黏稠度增加,曲菌菌丝增加了黏液的黏度,支气管腔内分泌物不易排出而形成黏液栓。

其临床表现多种多样,与入侵曲菌量及机体对曲菌发生的变态反应程度有关。一般表现为咳嗽、咳痰、咯血、不规则低热、乏力和消瘦等,颇似肺结核症状。

X线和CT表现:①寄生性 以曲菌球最具特征,表现为薄壁空洞或空腔内的光滑孤立球形肿块,有空气半月征,可随体位改变而改变(图3-44),CT增强扫描无强化。②侵袭性 表现为肺部结节或肿块或片状实变影,结节或肿块周围可见环绕的磨玻璃样密度环,形似晕轮,称为晕轮征。③变态反应性 表现为"V"形、"Y"形、葡萄状或指套状阴影,向肺门方向集中,边缘清楚,CT增强扫描无强化。

采取抗真菌药物治疗肺曲菌病有效,但曲菌球采用抗真菌药物治疗通常无效,可采取手术治疗。

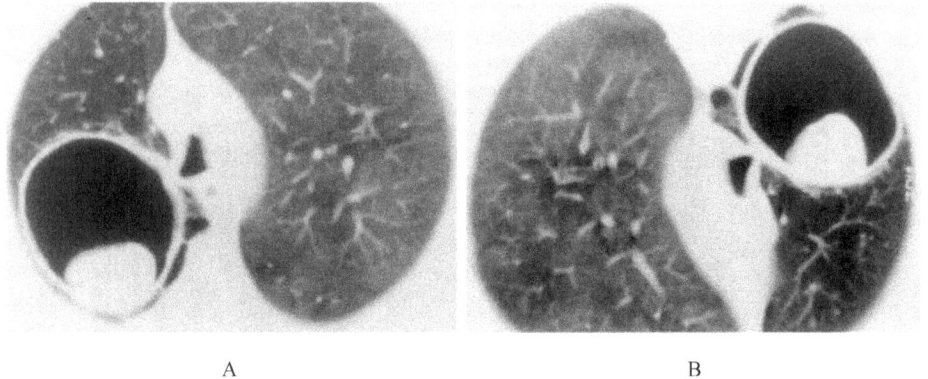

A   B

图3-44　右上肺曲菌球:胸部CT显示空洞内结节随体位改变而改变
A.仰卧位;B.俯卧位

3.3.28　什么是肺结节病?影像学上有何表现?

结节病是一种原因不明的多系统肉芽肿性疾病,可累及淋巴结、肺、胸膜等器官,以呼吸道受累为著。肺结节病的病理特征为多器官的非干酪性肉芽肿,两肺门淋巴结最常受累,其次为气管旁和主动脉弓旁淋巴结。肺内病变主要分布在肺间质,沿支气管血管周围及小叶间隔分布。

临床上该病好发于20~40岁人群,是以女性多见。其常见症状为低热、咳嗽、乏力及胸闷等。其他症状有肝脾肿大、皮肤结节、关节疼痛、腮腺肿大、外周淋巴结肿大等。

X线和CT典型表现为两肺门、纵隔淋巴结对称性肿大(图3-45),肺部改变为两肺弥漫性网状结节影。

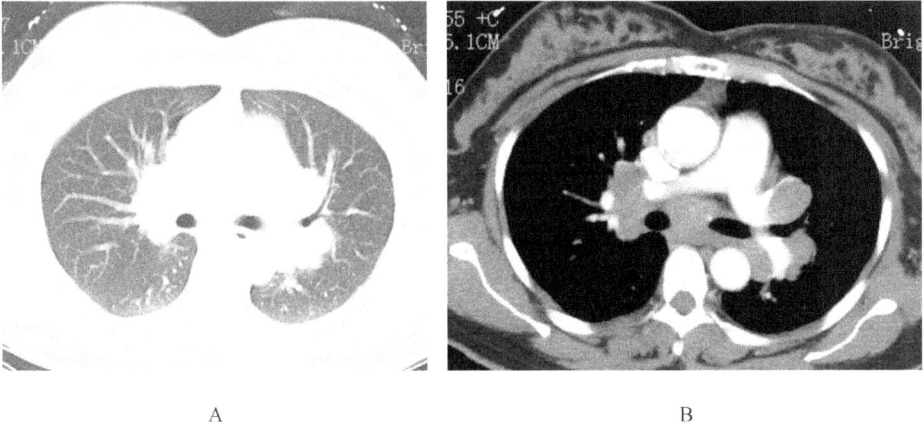

图 3-45　肺结节病：胸部 CT 显示两肺门、纵隔淋巴结对称性肿大
A. 肺窗；B. 纵隔窗

约 90% 的肺结节病患者不经治疗或经糖皮质激素治疗可以痊愈,仅 10% 左右的患者发展成肺间质性病变。

3.3.29　什么是肺间质纤维化？影像学上有何表现？

肺间质纤维化是由多种因素引起的肺间质炎症性疾病,病变主要累及肺间质,也可累及肺泡上皮细胞及肺血管。其发生与吸入无机粉尘(如石棉、煤)、有机粉尘(如霉草尘、棉尘)、有害气体(如烟尘、二氧化硫)有关,也可由病毒、细菌、真菌、寄生虫感染,药物影响及放射性损伤而导致。此外,还有部分患者的病因尚不明(特发性)。

该病起病隐匿,可进行性加重。其临床表现为进行性气急,干咳少痰或少量白黏痰等,晚期可出现以低氧血症为主的呼吸衰竭。

X 线和 CT 上可见网状、条索状、蜂窝状改变(图 3-46)。高分辨力 CT 可为肺部间质纤维化的诊断提供大量有用信息,使该病能得到及时、明确的诊断。高分辨力 CT 上点条状的病变代表小叶间质增厚、小叶间隔增厚;斑片状病变为肺泡炎症渗出,可呈磨玻璃样或实性病变;蜂窝肺为肺结构严重破坏后出现的含气囊腔;肺气肿为小叶中心性肺气肿;支气管扩张则为纤维化牵拉所致。

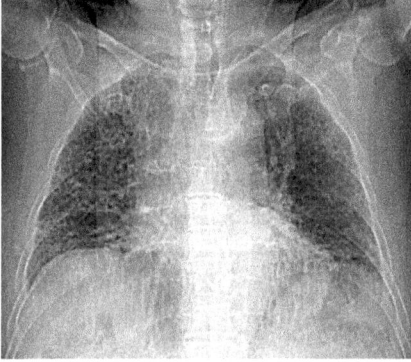
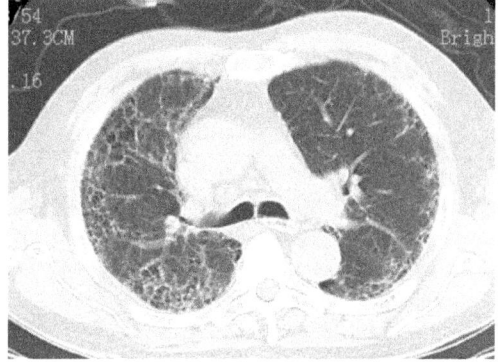

A   B

图 3-46 肺间质纤维化:显示两肺网格蜂窝状阴影

A. 平片;B. CT

第 4 节　纵隔疾病解读

3.4.1　什么是胸内甲状腺肿？影像学上有何表现？

胸内甲状腺肿包括胸骨后甲状腺和先天性迷走甲状腺。胸骨后甲状腺常为颈部甲状腺肿向胸骨后的延伸，与颈部甲状腺相连；而先天性迷走甲状腺与颈部甲状腺无任何联系。其病理性质可为甲状腺增生肿大、甲状腺囊肿、甲状腺瘤或甲状腺癌。

临床上胸内甲状腺肿的肿块牵引或压迫气管，可有刺激性咳嗽、气急等症状。这些症状可能在患者仰卧或头颈转向侧位时加重。胸骨或脊柱受压可出现胸闷、背痛，偶可出现甲状腺功能亢进症状。

CT、MRI 和超声检查均可清楚显示该病，其在影像学上表现为与颈部甲状腺相连的上纵隔肿块（图 3-47）。

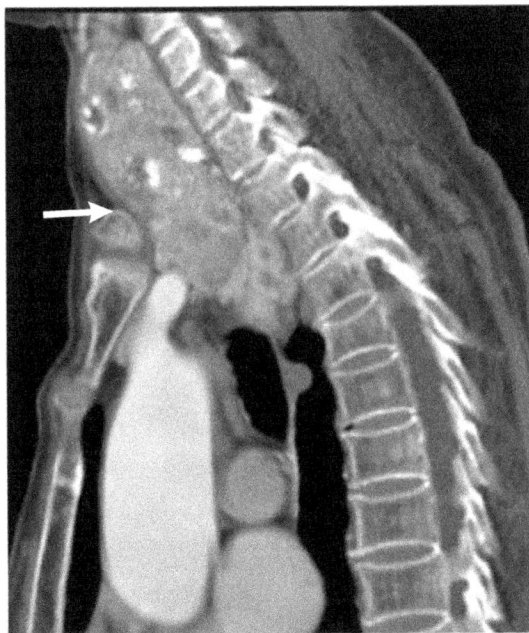

图 3-47　胸内甲状腺肿：颈胸部 CT 矢状位重组显示颈部
向下延伸的软组织肿块影（箭头所指处）

3.4.2 什么是胸腺瘤？影像学上有何表现？

胸腺瘤是最常见的纵隔肿瘤之一，被认为是起源于未退化的胸腺组织。胸腺瘤约占前纵隔肿瘤的50%，好发于成年人。胸腺瘤分为侵袭性和非侵袭性两种。

临床上多为偶然发现，当肿瘤长大到一定程度时，患者可因肿物压迫而出现胸痛、胸闷、咳嗽及胸前部不适。30%～50%的胸腺瘤患者合并重症肌无力。

CT、MRI检查可清楚显示该病，其在影像学上表现为前中纵隔实性肿块（图3-48）。CT和MRI检查可区分侵袭性胸腺瘤和非侵袭性胸腺瘤。侵袭性胸腺瘤边缘不规则，与周围结构分界不清，可侵犯邻近结构，如胸膜、心包或肺部等；非侵袭性胸腺瘤形态规则，轮廓光整，与周围结构分界清楚。

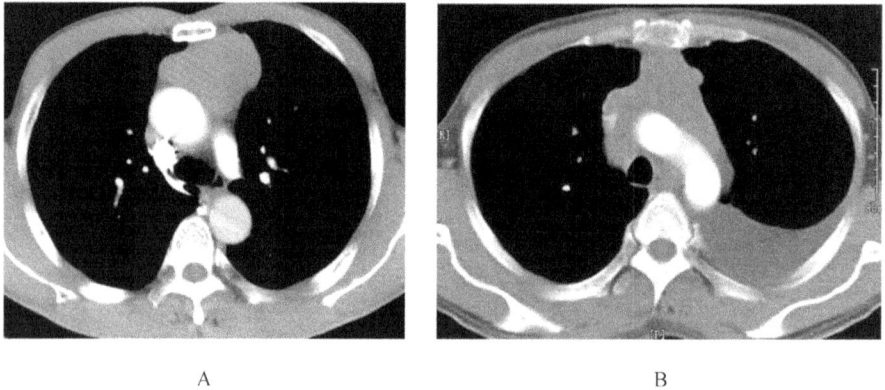

A   B

图 3-48　胸部 CT 显示胸腺瘤
A.非侵袭性胸腺瘤；B.侵袭性胸腺瘤

3.4.3 什么是纵隔畸胎瘤？影像学上有何表现？

畸胎类肿瘤为纵隔常见肿瘤，来源于原始生殖细胞，包括皮样囊肿（囊性畸胎瘤）和实性畸胎瘤。皮样囊肿均为良性，而实性畸胎瘤有良恶性之分。畸胎类肿瘤内可含有皮脂样物质、脂肪、牙齿、骨和软骨等。

临床上较小肿瘤多在常规检查中被发现；较大肿瘤可产生压迫症状，如胸痛、咳嗽、呼吸困难等，典型者可咳出毛发、钙化物等。

X 线图像上可见畸胎类肿瘤多位于前纵隔的中部,呈圆形或椭圆形,边缘光滑。肿块影的密度可不均匀,皮样囊肿壁可发生蛋壳样钙化;瘤体内出现牙齿、骨骼影为畸胎类肿瘤的特征性表现。

CT 图像上皮样囊肿为圆形或椭圆形的单房或多房囊性肿块,囊内呈均匀一致的液性密度,可有脂肪密度,囊壁可有蛋壳状钙化。实性畸胎瘤呈混杂密度肿块,其实性部分为软组织密度,囊变部分呈水样密度,瘤体内的脂肪、牙齿、骨骼和钙化成分为其特征性表现(图 3-49)。如肿瘤呈浸润性生长,则提示为恶性。增强扫描肿瘤实性部分及囊壁均有不同程度强化,囊性部分及脂肪不强化。

MRI 图像上瘤体呈混杂信号,实性畸胎瘤的信号不均匀,脂肪在 T_1 加权像(T_1 weighted image,T_1WI)及 T_2 加权像(T_2 weighted image,T_2WI)呈高信号,钙化呈无信号区。

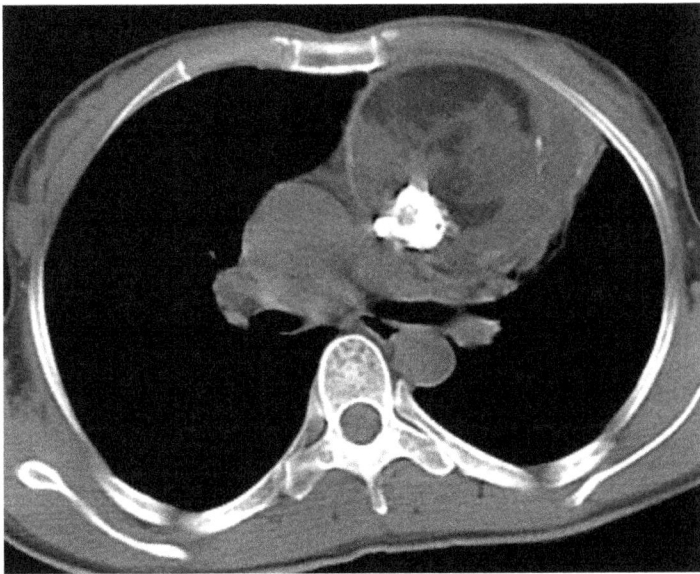

图 3-49 前纵隔畸胎瘤:CT 显示高密度钙化、
等密度软组织和低密度脂肪成分

3.4.4 什么是纵隔淋巴瘤? 影像学上有何表现?

淋巴瘤为起源于淋巴结或结外淋巴组织的一种恶性肿瘤。病理上分为霍奇金病(Hodgkin disease,HD)和非霍奇金淋巴瘤(non-Hodgkin lymphoma,

NHL）。HD 以侵犯淋巴结为主，常从颈部淋巴结肿大开始，然后肿瘤细胞向纵隔淋巴结扩散，侵犯纵隔较 NHL 多见。NHL 常呈跳跃式，病变广泛，结外器官易受累。

临床上任何年龄均可发病，以青少年多见。早期常无症状，仅触及浅表淋巴结增大。中晚期可出现发热、乏力、贫血及消瘦等症状，常伴肝脾肿大。

X 线图像上表现为纵隔向两侧增宽，边缘清楚，呈分叶状，气管及大支气管受压变窄。

CT 和 MRI 图像上表现为纵隔内多发淋巴结肿大，肿大的淋巴结可以融合成团块（图 3-50），也可以分散存在。纵隔结构可受压移位。增强扫描显示肿大的淋巴结有轻中度强化。此外，影像学上可见胸腔积液、心包积液、胸膜结节等肿瘤侵犯征象。

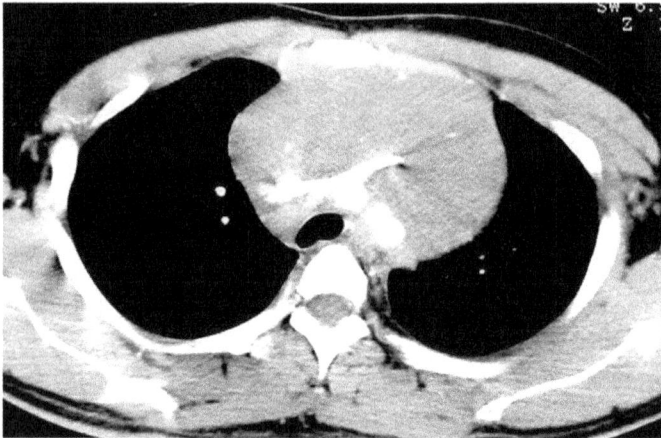

图 3-50　纵隔淋巴瘤：CT 增强扫描显示纵隔内软组织肿块，包绕血管

3.4.5　什么是纵隔囊肿？影像学上有何表现？

囊肿是一种内含液体的囊状肿块。纵隔囊肿多由先天性发育异常所致，可发生于纵隔内各个脏器，如来源气管或支气管芽的支气管囊肿、来源于人胚前肠异位细胞的食管囊肿及中胚层组织发育异常所致的心包囊肿等。淋巴管瘤也称为囊性淋巴管瘤、囊状水瘤或淋巴囊肿，为淋巴系统先天性变异所致。

临床上囊肿多无症状，常为影像检查时偶然发现，较大支气管囊肿可出现支气管压迫症状，食管囊肿可出现吞咽困难。

X 线图像上囊肿表现为纵隔内肿块，边缘清楚，密度均匀，无特征性表现，与其他纵隔肿块难以鉴别。

　　CT 和 MRI 可以确诊,囊肿呈圆形或椭圆形,边缘光滑,呈水样密度(信号),增强扫描囊肿无强化(图 3-51)。

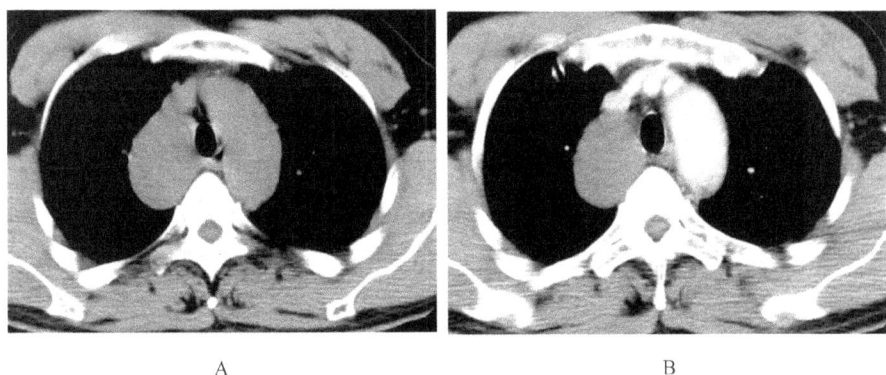

A　　　　　　　　　　　　　　　　　　B

图 3-51　支气管囊肿

A.CT 平扫显示纵隔内气管右旁囊状影;B.增强扫描未见强化

3.4.6　什么是神经源性肿瘤? 影像学上有何表现?

　　起源于神经组织的肿瘤统称为神经源性肿瘤,包括来源于交感神经的节细胞神经瘤、节神经母细胞瘤、交感神经母细胞瘤和来源于周围神经的神经鞘瘤、神经纤维瘤、恶性神经鞘瘤等。神经源性肿瘤是常见的纵隔肿瘤之一,占全部纵隔肿瘤的14%～25%,且绝大多数位于后纵隔脊柱旁沟。

　　临床上多数患者无症状,多为偶然发现,少数患者可有胸痛、肩背疼痛等压迫症状。

　　X 线、CT 和 MRI 图像上均表现为后纵隔脊柱旁沟实性肿块,当肿瘤侵及椎管内外时,可呈哑铃状形态,同时伴有椎间孔扩大;附近肋骨、椎体可有压迫性骨质缺损(图 3-52)。恶性者呈浸润性生长,边界不清,邻近骨质侵蚀性破坏。增强扫描肿瘤呈轻中度强化。

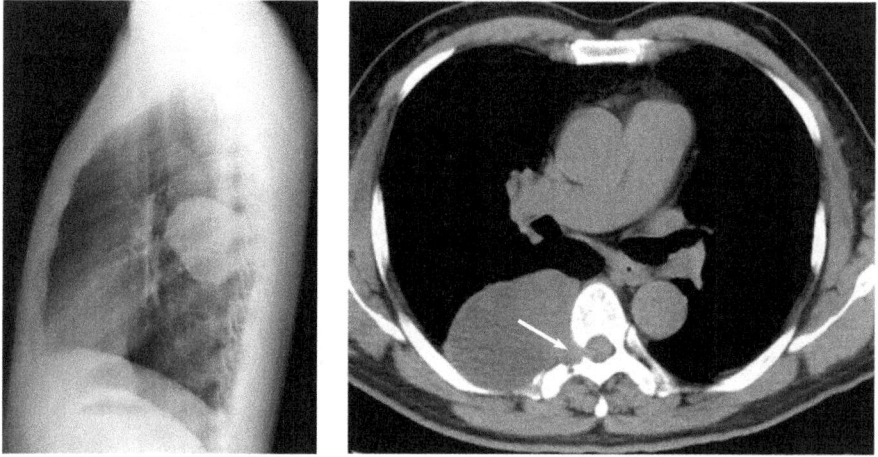

图 3-52　神经源性肿瘤

A.胸部侧位片显示后纵隔软组织肿块；

B.CT 平扫显示脊柱右旁形态规则的软组织肿块影,椎间孔扩大(箭头所指处)

第 5 节　胸膜疾病解读

3.5.1　什么是胸腔积液？影像学上有何表现？

　　胸膜的脏层和壁层之间存在一个潜在性腔隙，称为胸膜腔。在正常情况下，胸膜腔内含有少量浆液，为每千克体重 0.1～0.2ml，通常无色、透明，起润滑胸膜作用，它的渗出和再吸收通常处于平衡状态。任何因素造成其渗出增加和(或)再吸收减少，即可出现胸膜腔内液体积聚，形成胸腔积液。液体可以是浆液性、血性和脓性等。胸腔积液的常见原因有心力衰竭、低蛋白血症、结核或其他感染、肿瘤、胸部外伤等。

　　临床上最常见的症状是呼吸困难和胸痛，少量胸腔积液时可完全无症状。

　　X 线、CT、MRI 和超声检查均可明确胸腔积液的存在(图 3-53)，但无法确定积液的性质。X 线、CT、MRI 图像上，积液量不同，影像学表现也不同。少量积液时，胸片上表现为肋膈角变钝、消失，上缘呈外高内低弧形影，不超过第 4 前肋下缘水平，CT 和 MRI 图像上表现为后胸腔内弧形液性密度(信号)影；中等量积液时，胸片表现为患侧中下肺野为大片均匀高密度影，上缘呈外高内低弧形，上缘位于第 4 前肋下缘以上至第 2 前肋下缘水平，CT 和 MRI 图像上表现为胸腔内新月形液性密度(信号)影；大量积液时，胸片表现为患侧胸部全部呈均匀致密阴影，上缘达第 2 前肋下缘水平以上，CT 和 MRI 图像上表现为胸腔内充满液性密度影，气管和纵隔向健侧移位。超声检查可以直接测量胸腔内积液的宽度。此外，胸腔积液还可以是包裹性积液、叶间积液和肺底积液。

　　影像检查不仅能够提供胸腔积液存在的依据，而且可强烈提示其病因，如肺结核、肿瘤、心功能不全以及肺栓塞等，能为临床治疗提供依据，并做出疗效判断。

　　少量积液一般无须处理，中等量及以上积液需进行穿刺抽液或胸腔闭式引流等处理，同时针对病因进行治疗。

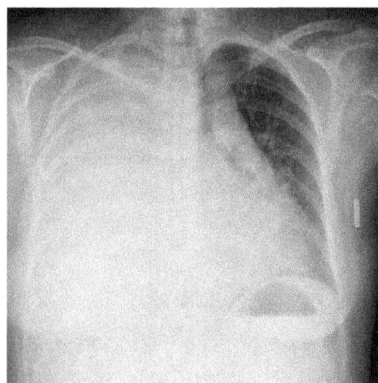

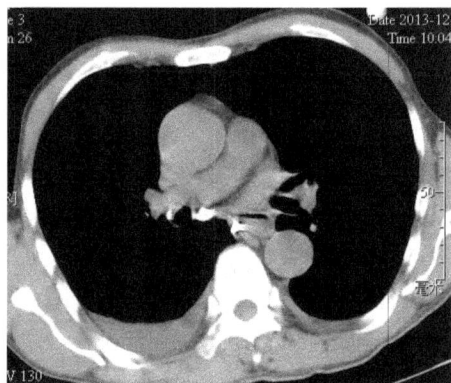

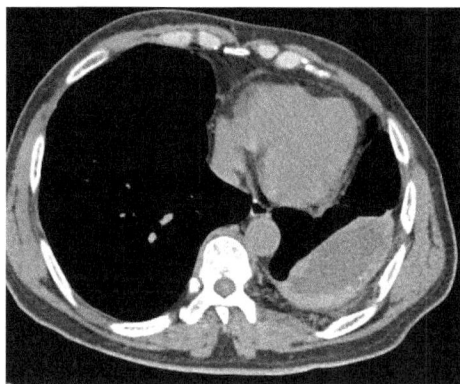

图 3-53　胸腔积液

A.胸片显示右侧胸腔大量积液;B.CT 平扫显示右侧胸腔少量积液;

C.CT 平扫显示左侧包裹性积液

3.5.2　什么是气胸？影像学上有何表现？

气胸指气体进入胸膜腔,是由壁层或脏层胸膜破裂所致。根据病因可将气胸分为外伤性和非外伤性,后者又可分为特发性气胸(原因不明)和继发性气胸(继发于慢性阻塞性肺疾病、肺结核等胸膜及肺疾病)。按病理生理变化又可将气胸分为闭合性(单纯性)、开放性(交通性)和张力性(高压性)三类。

气胸症状的轻重取决于起病快慢、肺压缩程度和肺部原发疾病情况。其典型症状为突发性针刺样或刀割样胸痛,持续时间较短,继之有胸闷和呼吸困难,并可有刺激性咳嗽。年轻健康者即使有中等量气胸也很少有不适,而有肺气肿的老年人,当肺压缩不到 10% 时就可出现明显的呼吸困难。张力性气胸患者常表现为精神高度紧张、恐惧、烦躁不安、气促、窒息感、发绀、出汗,并有脉搏细弱而快、血压下降、皮肤湿冷等休克状态,甚至出现意识不清、昏迷,如不及时抢救,可造成死亡。

X 线和 CT 都是诊断气胸的可靠方法,可显示肺压缩的程度、肺部情况以及有无胸膜粘连、胸腔积液、纵隔移位等,为临床治疗以及疗效评价提供依据。

X 线和 CT 图像均显示患侧胸腔内高度透亮(图 3-54),未见肺纹理,内侧可见压缩的肺组织。大量气胸时,肺被压缩聚集在肺门区呈圆球形阴影。大量气胸或张力性气胸时,则显示纵隔和心脏移向健侧。气胸合并胸腔积液时,可见液气平面。

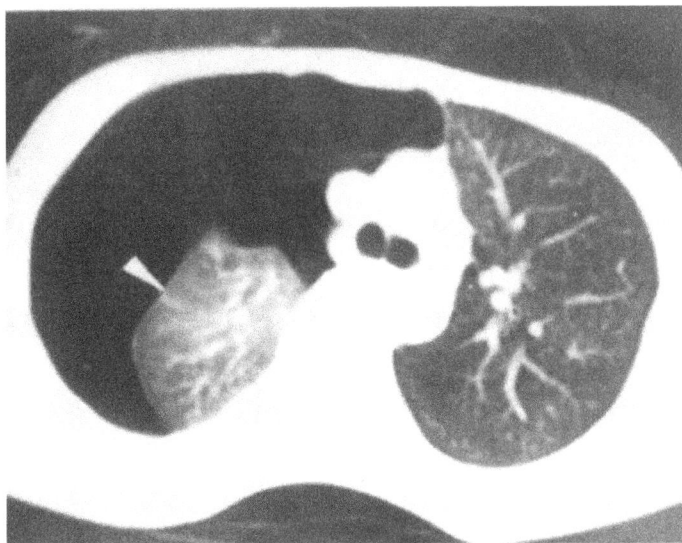

图 3-54　胸部 CT 显示右侧气胸

3.5.3　什么是胸膜增厚、粘连? 影像学上有何表现?

胸膜炎性纤维素渗出、肉芽组织增生、外伤出血机化均可引起胸膜肥厚、粘连及钙化。胸膜增厚与粘连常同时存在,通常是胸膜炎后遗改变,也可由胸膜肿瘤所致。

临床上患者因胸膜增厚、粘连的程度不同可有不同的症状,轻度增厚、粘连可无症状,广泛的增厚、粘连则会影响肺的呼吸功能,并引起胸部疼痛不适或呼吸困难等症状。

　　X 线和 CT 图像可清楚显示胸膜增厚,表现为沿胸壁的带状软组织影,厚薄不均,表面多欠光滑,胸膜粘连常与胸膜增厚并存。当胸膜厚度大于 2cm 或胸膜增厚不规则时,应考虑恶性的可能。

第6节　胸部外伤和膈肌病变解读

3.6.1　什么是肺挫伤？影像学上有何表现？

　　肺挫伤指胸部受到外力撞击或爆炸气浪的冲击并向肺组织传导而引起的肺组织损伤，肺泡或肺内血管受冲击而破裂是其主要的病理表现。其临床表现主要为外伤后胸痛、咯血及呼吸困难。

　　X线与CT都是诊断肺挫伤的重要手段，能明确有无肺挫伤，判断损伤的范围和程度，是否伴肺裂伤及其他并发症（如胸壁骨折、血胸、气胸及心脏损伤等）。X线和CT图像表现为不规则斑片状或大片状高密度影（图3-55），边缘模糊，且不按肺叶、肺段分布。

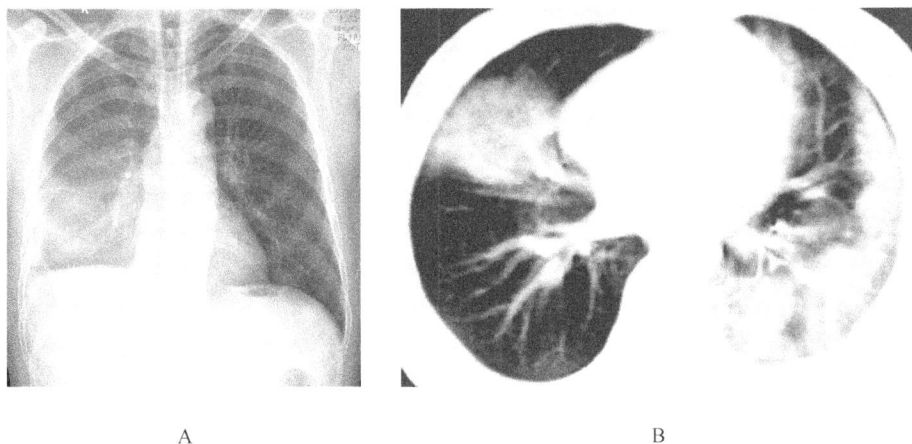

A　　　　　　　　　　　　　　　　　B

图3-55　肺挫伤

A.胸片显示右肺挫伤；B.CT显示两肺挫伤

3.6.2　什么是肺撕裂伤？影像学上有何表现？

　　肺撕裂伤指暴力作用于肺，致使肺组织破裂。肺组织撕裂后在弹力的作用下边缘组织回缩，形成气囊腔。气囊腔腔壁主要由肺间质及萎陷出血的肺泡组成，伴巨噬细胞及纤维组织。血液完全充盈撕裂腔时形成血肿，若气体与血液同时存在,则形成液气囊腔。

临床上可有明显胸痛、咳嗽、痰中带血等症状,严重者发生昏迷、休克。

X线影像上肺撕裂伤早期通常被出血阴影所遮盖,撕裂部位呈不规则高密度影,如有血肿形成,则可表现为类圆形高密度影。外伤性肺气囊形成时则表现为薄壁的囊腔,囊内可有液平。

肺撕裂伤根据损伤机制、CT表现及肋骨骨折等情况可分为四型:①I型,表现为肺内含气或气液平面的囊腔,少数为肺内的含气裂隙。该型撕裂多为外力致肺泡破裂。②II型,表现为脊椎旁肺野内的含气或液气平面的囊腔,常多发聚集成簇。该型为在外力的作用下肺绕椎体旋转引起的剪切伤(图3-56)。③III型,表现为肋骨骨折处的胸壁下肺野小囊腔或裂隙,多为单发。这种撕裂伤为肋骨骨折刺破肺组织所致。④IV型,为胸膜增厚、粘连引起的肺撕裂,较少见。

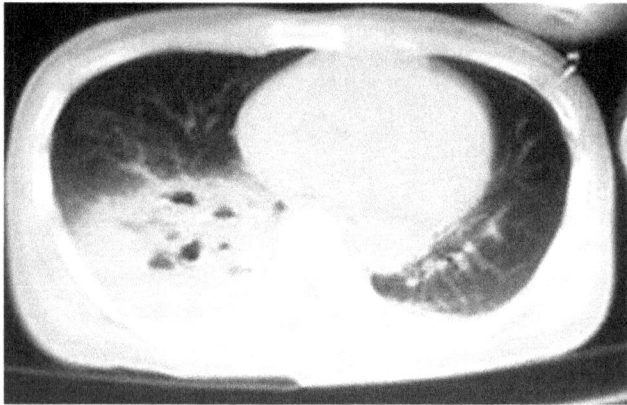

图3-56 胸部CT显示右下肺撕裂伤

3.6.3 胸部外伤为什么建议复查?

胸部外伤可导致肋骨骨折,但在骨折初期,没有错位的部分骨折线在X线片或CT图像上不易被发现。而随着时间的推移,骨折断端将出现骨痂生长,此时骨折线才易被观察到。因此,对于一些症状明显的患者,虽然在外伤就诊时X线平片或CT未见明确骨折征象,但仍需要随访观察。

3.6.4 为什么部分肋骨骨折患者复查时肋骨骨折数会有增多?

这是因为部分肋骨骨折对位良好,在刚发生外伤就诊时,新发骨折的骨折线不易被 X 线或 CT 观察到,但随着时间的推移,骨折端会发生轻微移位,反而易观察到骨折线;另外,骨折有血肿吸收及骨痂形成,一般 2 周后断端骨质相对稀疏或局部骨痂开始形成,骨折线更加清晰,判断更加准确。同时,CT 三维重建较 X 线平片对肋骨骨折的判断更加准确。

3.6.5　什么是膈疝? 影像学上有何表现?

腹腔或腹膜后器官、组织通过先天性或获得性横膈薄弱区或由创伤产生的膈肌破裂区进入胸腔,称为膈疝。食管裂孔疝、腹内压力增高是膈疝最常见的诱因。

早期膈疝一般无临床症状,上腹部隐痛、饱胀不适、食欲缺乏、消化不良、间歇性便秘和腹胀等为其主要临床表现。不同类型的膈疝临床表现亦不同,食管裂孔疝主要有胃灼热和反胃等症状,严重者常有食管梗阻等。外伤性膈疝主要有急性呼吸困难、低氧血症等,X 线、胃肠造影或 CT 上胸腔内见到胃肠道等腹部组织影像可明确诊断(图 3-57)。

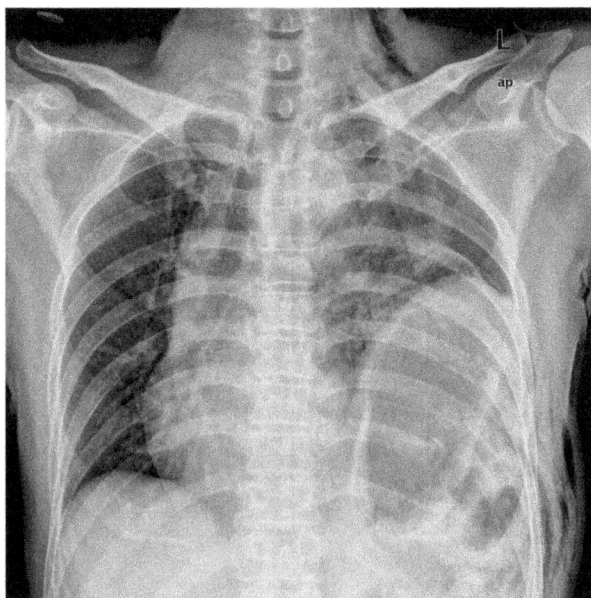

图 3-57　胸片显示左侧外伤性膈疝

第 7 节　心血管病变解读

3.7.1　什么是心影增大？

胸片上心脏的投影称为心影。心影的大小用心胸比来表示，心胸比是正位胸片上心脏横径与胸廓横径之比（见图 3-58），正常情况下小于 0.5，若大于 0.5，则称为心影增大。

心影增大提示：①可能心脏有问题，包括心腔扩大和心肌肥厚，可一个或多个房室异常增大。②可能心包有问题，包括心包积液或缩窄性心包炎等。③可能是正常现象，如婴儿的心脏本身就较大，矮胖患者的心胸比也可超过正常值等。如发现心影增大，则需要结合临床表现和进一步检查（如 CT、MRI、心超等）以明确诊断。

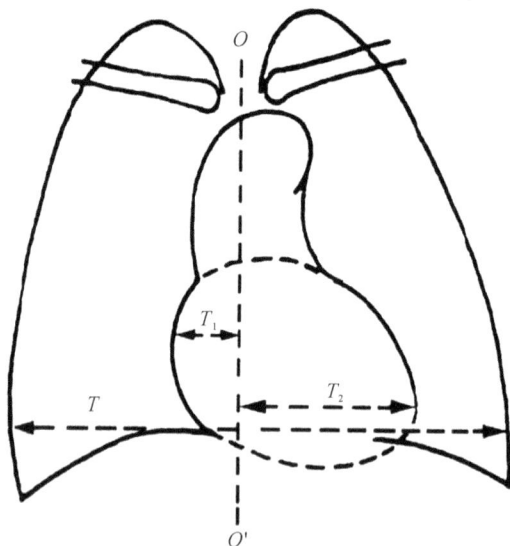

图 3-58　心胸比测量（$T_1 + T_2$ 为心脏横径，T 为胸廓横径）

3.7.2　什么是二尖瓣型心影增大？

　　在正位胸片上,正常心影分为左、右两缘。左心缘由三段组成:上段呈球形向左突出的弓状影为主动脉弓与降主动脉的起始部构成的主动脉结;中段由肺动脉主干外缘构成,称为肺动脉段或心腰;下段较长且明显向左膨凸,由左心室构成,最突处称为心尖。右心缘分为上、下两段,两者之间有一浅的切迹。上段较直为上腔静脉及升主动脉的复合影,下段为右心房。

　　若正位胸片上肺动脉段凸出,心尖圆隆上翘,主动脉结缩小或正常,右心缘或(和)左心缘不同程度地向外膨凸,增大心影似梨形,则称为梨形心影增大。梨形心影增大通常反映右心负荷过大或以其为主的心脏变化,如二尖瓣疾患、房间隔缺损、肺动脉瓣狭窄、肺动脉高压和肺源性心脏病等,其中以二尖瓣疾患最为多见,故称为二尖瓣型心影增大(图 3-59A)。

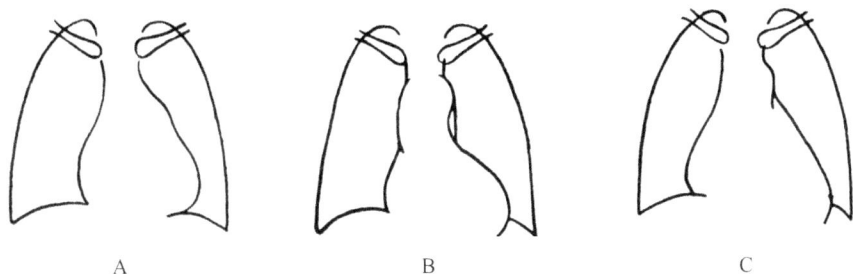

图 3-59　各型心影增大 X 线表现示意图
A. 二尖瓣型;B. 主动脉型;C. 普大型

3.7.3　什么是主动脉型心影增大？

　　若正位胸片上肺动脉段凹陷,心尖下移,升主动脉右突,主动脉结增宽,左心室段延长,增大心影呈靴形,则称为靴形心影增大。靴形心影增大通常反映左心负荷过大或以其为主的心脏变化,常见于主动脉瓣疾患、高血压、冠心病或心肌病等,其中以主动脉病变最为常见,故称为主动脉型心影增大(图 3-59B)。

3.7.4　什么是普大型心影增大？

若正位胸片上心脏均匀地向两侧增大，肺动脉段平直，主动脉结正常，则称为普大型心影增大（图 3-59C）。普大型心影增大反映左心和右心双侧负荷都增加的心脏变化，或由心包病变等心外因素所致。其常见于心包疾病、心肌损害或以右心房增大较著的患者。

3.7.5　什么是肺充血？影像学上有何表现？

肺动脉的血流量比正常时增多，称之为肺充血。肺循环是指由右心室射出的血液经肺动脉及其分支到达肺毛细血管，再经肺静脉回流到左心房的血液循环。当肺动脉的血流量增多到一定程度时，可产生影像学的异常变化，X 线正位胸片显示双侧肺门影增宽、变大，肺内血管纹理影成比例增粗，边缘清楚；肺动脉段膨隆，右下肺动脉分支增粗且超过 15mm。如直接在 X 线下透视，则可观察到双侧肺门和肺动脉搏动明显，呈跳舞样变化，称为"肺门舞蹈"。严重和持久的肺充血可导致肺动脉高压。

肺充血是肺循环血流异常所引起的一种病理改变，而不是某一种疾病。多种疾病均可引起肺充血，主要见于左向右分流的先天性心脏病（如房间隔缺损、室间隔缺损、动脉导管未闭、大动脉错位、单心室、永存动脉干等）及引起心排血量增加的某些疾病（如体循环动静脉瘘、甲状腺功能亢进、贫血等）。

3.7.6　什么是肺淤血？影像学上有何表现？

肺静脉回流受阻导致血流在肺静脉内淤滞，称之为肺淤血。肺淤血与肺充血同属肺内多血，不同之处为肺淤血是肺循环中回流到左心房的血液受阻，使血流滞留在肺静脉内。因此，肺淤血引起的影像学变化与肺充血不同。肺淤血 X 线胸部正位片显示肺门影增大，肺内血管纹理影增多、增粗，边缘模糊不清，X 线直接透视观察到增大、变粗的肺门及大血管影，无明显搏动的"肺门舞蹈"特征；由于肺静脉回流受阻，因此出现上肺静脉扩张、下肺静脉变细的血流动力学变化；同时出现肺野内透亮度降低等异常现象。当肺静脉回流进一步受阻，压力升高，肺静脉压力增高到一定程度后，肺毛细血管内液体渗入肺间质内，引起肺水肿。

肺淤血亦是肺循环血流异常所引起的一种病理改变，而不是某一种疾病。

多种疾病均可引起肺淤血,主要见于二尖瓣狭窄、左心衰竭、缩窄性心包炎等累及左心功能的疾病,而肺淤血是上述病变所引起的血流动力学异常变化的最早征象。目前,胸部 X 线正位片是明确诊断肺淤血的首选检查方法,影像学所反映的异常表现往往早于临床表现。

3.7.7　什么是间质性肺水肿? 影像学上有何表现?

肺毛细血管内液体渗出并积聚到肺间质内,称之为间质性肺水肿。在某些病理情况下,由于肺静脉回流受阻、压力升高,肺循环毛细血管压也随之升高,当压力升高到一定程度时,液体进入肺组织血管外的间隙内,形成间质性肺水肿。

间质性肺水肿为肺间质改变,因胸部有肺内气体及软组织、骨骼等多种不同组织存在,可以形成良好的“天然对比”,故一张质地优良的 X 线胸片能较清楚地反映肺实质、肺间质的异常变化。间质性肺水肿除有肺淤血的异常征象外,典型者还可见到小叶间隔增厚,出现间隔线,即所谓 Kerley B 线、A 线、C 线。如 X 线胸片发现可疑征象,则建议及时做 CT 检查,这是因为 CT 扫描是横断面成像,可以完全消除周围结构的干扰,并且 CT 密度分辨力高,更易显示肺间质的异常改变。

间质性肺水肿多提示心血管出现问题,而此时临床症状隐匿,患者往往会忽视,因此需特别留意。

3.7.8　什么是肺泡性肺水肿? 影像学上有何表现?

肺毛细血管内液体渗出并大量积聚在肺泡内,称之为肺泡性肺水肿。肺水肿的病因有多种,常见于心源性肺水肿、肾性肺水肿、肺微血管损伤性肺水肿、毒气吸入性肺水肿、高原性肺水肿、过敏性肺水肿等患者。无论是何种病因引起的肺泡性肺水肿,往往与间质性肺水肿并存,或是间质性肺水肿的进一步发展。

临床上其典型症状有严重气急、频繁咳嗽、端坐呼吸、面色灰白、心动过速、脉搏加快、血压升高;严重者可以从口腔和鼻腔内涌出大量粉红色泡沫液,两肺可闻及较广泛的水泡音和哮鸣音,心尖部可听到奔马律等。

因肺泡内充满渗出液,故 X 线检查除能见到间质性肺水肿的征象外,还可见肺内实变阴影,表现为肺腺泡结节、小片及大片状融合阴影,边缘模糊不清,病变分布往往是肺的下部比上部多,内侧比外侧多,肺尖部少见;典型者以双侧肺门为中心,向外对称性分布,呈蝶翼样改变,称之为“蝶翼征”;肺内阴影在短期内变化较大,“来去迅速”,也可急剧加重,出现广泛性病变。此外,X 线影像还会出现胸腔积液、心影增大等异常征象。

急性肺水肿发展到肺泡性肺水肿提示疾病严重进展,有危及患者生命的可能。胸部 X 线摄片(必要时补充 CT 扫描)除能及时、可靠诊断肺水肿外,还能动态观察肺水肿的短期变化情况,为临床积极救治提供有力的佐证。

3.7.9 什么是肺动脉栓塞? 影像学上有何表现?

肺动脉栓塞是内源性血栓或外源性栓子栓塞肺动脉或其分支所引起的呼吸系统和循环系统功能障碍的一种综合征,其发病率和死亡率均较高。栓子可包括血栓、脂肪、空气、羊水等,其中下肢深静脉血栓脱落后随血液循环进入肺动脉是栓塞发生的主要病因。肺栓塞并发肺出血或坏死者称为肺梗死。

肺动脉栓塞的临床表现主要取决于栓塞的部位和病变范围,患者可无明显临床症状或仅有轻微不适,肺动脉大分支或主干栓塞或广泛的肺动脉小分支栓塞可引起严重的呼吸困难、发绀、休克甚至导致患者死亡。实验室检查:血浆 D-二聚体水平增高。

随着多层螺旋 CT 的发展及广泛应用,当怀疑有肺栓塞时,肺动脉的 CT 血管成像成为首选的检查方法。肺动脉栓塞在 CT 上表现为肺动脉腔内的充盈缺损(表现为肺动脉及其分支腔内偏心性或类圆形充盈缺损)或闭塞(肺动脉分支内无对比剂充盈)(图 3-60)。

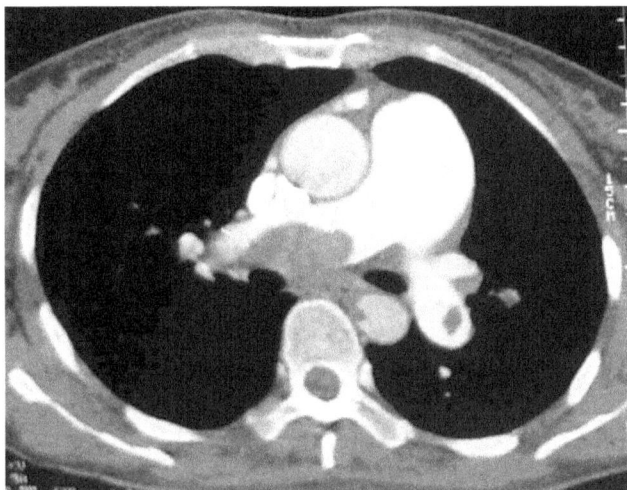

图 3-60　胸部 CT 显示两肺动脉栓塞

3.7.10 什么是镜面右位心？影像学上有何表现？

镜面右位心是心脏、大血管在胸腔的位置正如正常心脏的镜中像一样全部左右反转。此外，肺左右叶、胃、脾及肝脏等脏器也反转。镜面右位心系先天性异常，多无症状。

在胸部正位片上，正常心影约 2/3 位于胸骨中线左侧，1/3 位于右侧，心尖指向左下；镜面右位心者心尖指向右侧，心脏及大血管影像 2/3 在右侧胸腔，1/3 在左侧胸腔，左右肺位置反转，故水平裂在左侧，胃泡在右侧（图 3-61）。

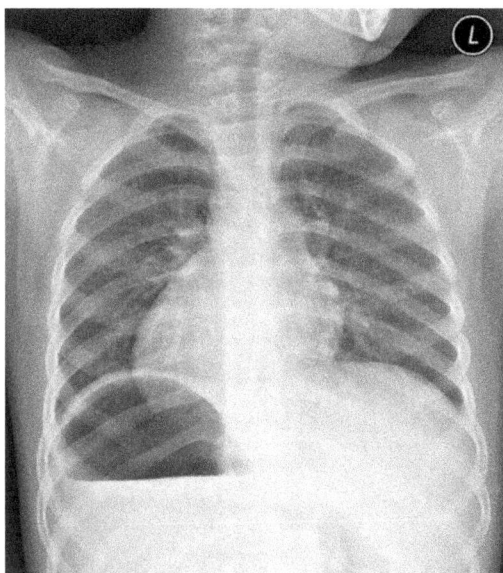

图 3-61　胸片显示镜面右位心

3.7.11 什么是右位主动脉弓？影像学上有何表现？

正常人的主动脉弓在人体正中线左侧，对后方的食管产生左前压迹，而右位主动脉弓则与之相反。右位主动脉弓者如不伴其他先天性心脏畸形，临床上多无症状。

CT、MRI 图像上可见主动脉弓位于气管和食管右侧（图 3-62），主动脉弓跨越右主支气管后，降主动脉位于右侧胸腔内，常合并迷走左锁骨下动脉。

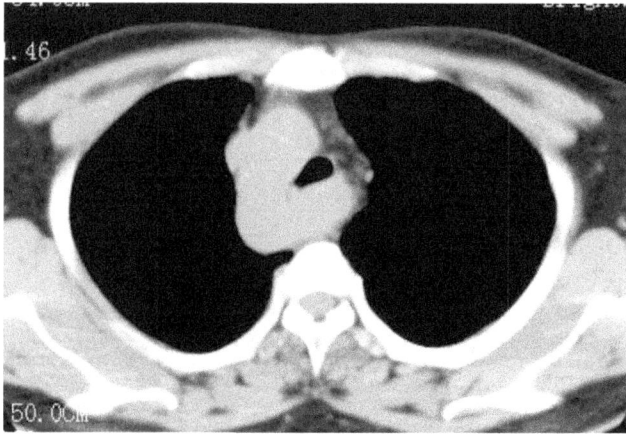

图 3-62　CT 显示右位主动脉弓

3.7.12　什么是房间隔缺损？影像学上有何表现？

房间隔缺损是最常见的先天性心脏病之一，女性发病率较高，可单独存在或与其他心血管畸形并存。按缺损部位可将房间隔缺损分为第一孔型（原发孔型）缺损和第二孔型（继发孔型）缺损。第一孔型缺损多由心内膜垫发育障碍所致，缺损位置靠前靠下，常伴二尖瓣或三尖瓣发育异常，此型较少见；第二孔型缺损由原始房间隔自行吸收过多或继发房间隔生长不足所致，缺损位置位于房间隔中心部位，此型约占该病的 80%。房间隔缺损的数目通常是一个，大小多为 1～4cm。

在正常情况下，左心房压力大于右心房。当房间隔存在缺损时，左心房的血液可分流入右心房，分流血液经右心系统、肺循环、左心房，最终又回到右心房，从而加重右心系统的负荷，导致右心房扩张和右心室扩张、肥厚。长期肺血流量增加使肺血管发生改变，引起肺动脉高压，并逐渐导致右心房压力升高，分流量减少，甚至出现双向分流。

其临床症状随缺损大小而异，缺损小的患者可无症状，仅在体检时发现胸骨左缘第 2—3 肋间有收缩期杂音。当缺损大时，可导致体循环血流量不足而影响生长发育，表现为体形瘦弱、面色苍白、多汗、无力、活动后气促，且易反复发生呼吸道感染，严重者早期可发生心力衰竭。

当缺损较小时，胸片表现可正常。当缺损较大时，胸片表现为心影呈"二尖瓣"型，右心房、右心室增大；肺充血，肺动脉段突出，肺门血管影扩张，周围肺纹理增多、增粗,透视可见"肺门舞蹈"征;主动脉结缩小或正常。

心超、CT和MRI图像可见房间隔连续性中断(图3-63)。

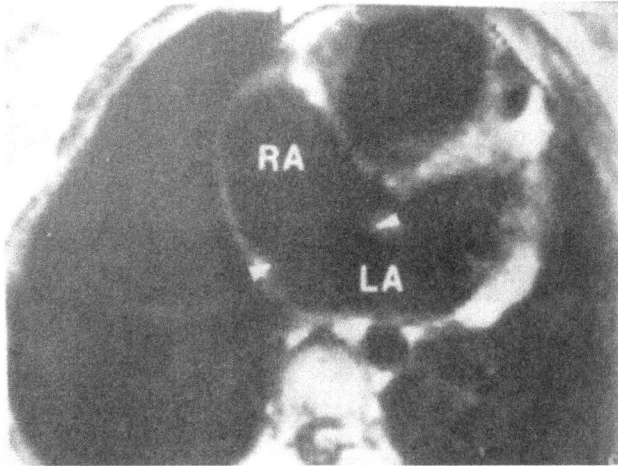

图3-63 胸部MRI显示房间隔缺损(RA为右心房,LA为左心房)

3.7.13 什么是室间隔缺损？影像学上有何表现？

根据缺损部位不同,可将室间隔缺损分为膜部缺损型、漏斗部缺损型及肌部缺损型,其中以膜部缺损型最常见,其位置较高,缺损面积较大。

在正常情况下,左心室压力大于右心室。当室间隔存在缺损时,左心室的血液可分流入右心室,经右心系统、肺循环、左心房、左心室,最终又回到右心室,从而加重右心系统的负荷,导致右心室扩张、肥厚。而体循环缺血则导致左心室代偿性肥厚。长期肺血流量增加使肺血管发生改变,引起肺动脉高压,并逐渐导致右心室压力升高,分流量减少,甚至出现双向分流。

其临床表现取决于缺损的大小,当缺损小时,患者可无任何症状;当缺损较大时,患者可表现为发育较差,常有心悸、气短、易感冒、肺部感染;听诊胸骨左缘第3—4肋间可闻及收缩期杂音,心前区及心底部可闻及收缩期震颤,肺动脉瓣第二心音亢进,患者活动后口唇及指、趾出现发绀。

当缺损较小时,胸片表现可正常。当缺损较大时,胸片表现为心影呈"二尖瓣"型;左、右心室增大,以左心室增大为主;肺动脉段突出,肺血增多,肺门血管影扩张、增粗,透视可见"肺门舞蹈"征;主动脉结正常或缩小。

心超、CT 和 MRI 图像可见室间隔连续性中断(图 3-64)。

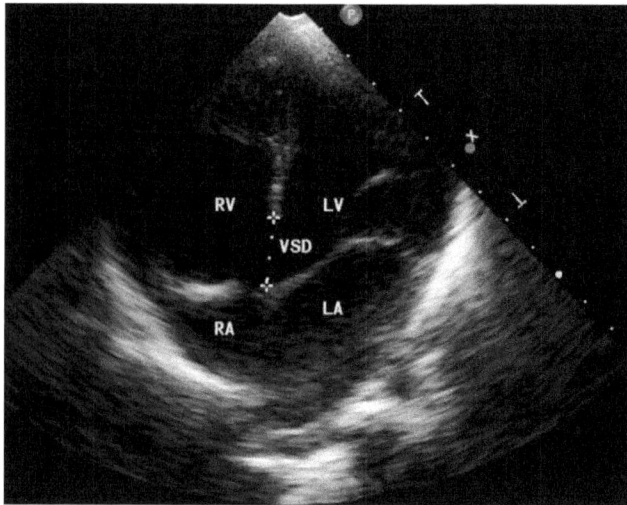

图 3-64　心超显示室间隔缺损(RV 为右心室,LV 为左心室,
RA 为右心房,RV 为左心房,VSD 为室间隔缺损处)

3.7.14　什么是动脉导管未闭? 影像学上有何表现?

动脉导管位于主动脉峡部和肺动脉根部之间,新生儿出生后不久即闭合,如1 岁内不闭合,则称为动脉导管未闭。

主动脉与肺动脉之间存在压力差,故主动脉内的血液可经未闭的动脉导管分流入肺动脉。分流的血液经肺循环后通过左心房回到左心室,故左心的容量和压力负荷均增大。右心射血阻力增加,右心负荷也增大,且左心较右心严重。当肺血管阻力大于体循环时,就会出现以右向左为主的双向分流。

其临床症状和体征取决于未闭导管的大小。动脉导管未闭较小的,为左向右分流,小儿可无症状,常于学龄前体检发现胸骨左缘第 2 肋间连续机械样杂音;动脉导管未闭中等大小的,除心前区杂音外,可反复发生呼吸道感染、发育迟缓;动脉导管未闭较大的,可出现心杂音、心前区震颤、呼吸急促、心跳加快、肝脏增大等症状。

胸片可见左心室增大,肺血增多,肺动脉增粗,肺动脉段突出;部分患者出现主动脉结增宽和"漏斗征"(为正位胸片主动脉弓降部外凸和下方的降主动脉与肺动脉相交处突然内收所致)。当伴有肺动脉高压时,可出现左、右心室都增大。

心血管造影、心超、CT、MRI 图像可见左肺动脉根部与降主动脉之间有一管道相通(图 3-65)。

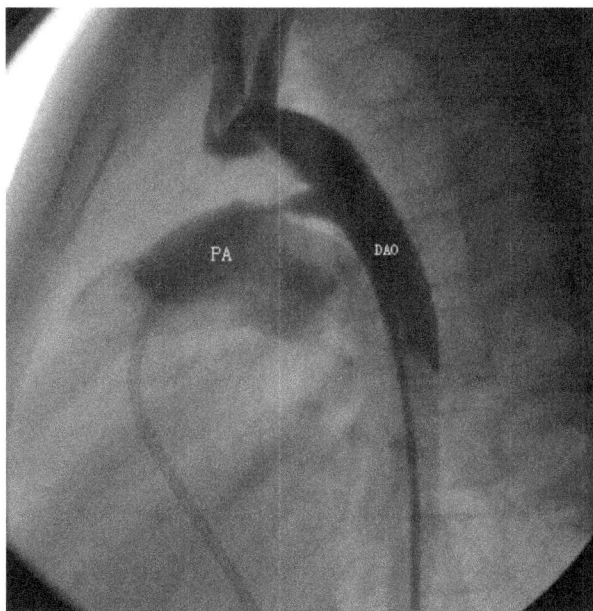

图 3-65　心血管造影显示动脉导管未闭(PA 为肺动脉,DAO 为降主动脉)

3.7.15　什么是法洛四联症?影像学上有何表现?

法洛四联症是最常见的先天性发绀型心脏病。其由肺动脉狭窄、室间隔缺损、主动脉骑跨和右心室肥厚四种畸形构成,其中前两种最为重要。

正常人的心脏分左、右心房和左、右心室四个腔,中间有房间隔、室间隔隔开。正常的血流动力学流程:上、下腔静脉(收集体内静脉血)→右心房→右心室→肺动脉(静脉血)→肺内氧气交换→肺静脉(动脉血)→左心房→左心室→主动脉(供血全身)。该病的血流动力学改变情况取决于右心室流出道梗阻和(或)肺动脉狭窄的程度。右心室流出道梗阻可致右心室压力增加,使右心室的静脉血经室间隔缺损由右向左分流到左心室,主动脉骑跨又使右心室血流分流至主动脉,故患者出现发绀。

临床上患者发育较迟缓,活动能力下降,常有发绀,多于出生后 4～6 个月内出现,久之可有杵状指、趾,易气短,喜蹲踞或出现缺氧性晕厥等。胸骨左缘第 2—4 肋间可闻及较响亮的收缩期杂音及震颤,肺动脉第二心音减弱或消失。

正位胸片表现为肺血减少,肺动脉细小,心影呈靴形,主动脉升、弓部多示不同程度的增宽、突出,心腰部凹陷,心尖圆隆上翘(图 3-66)。

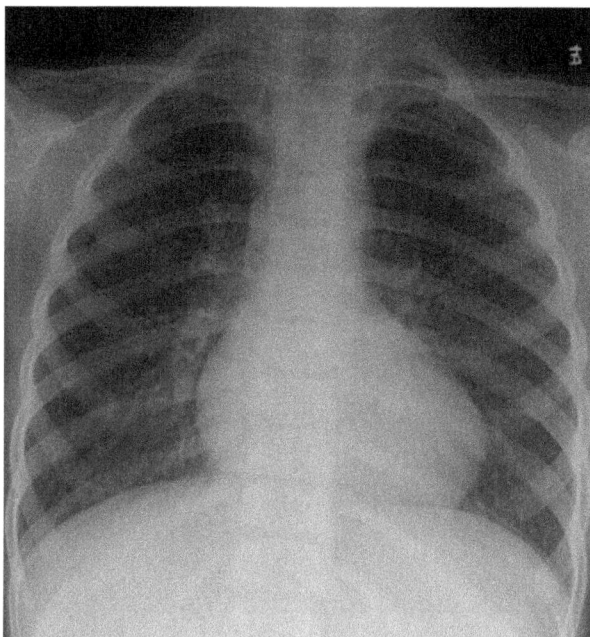

图 3-66　胸片显示法洛四联症

DSA:经静脉右心造影于收缩期时左心室及主动脉早期显影,并可见心室水平的双向分流,主动脉骑跨在室间隔之上,升主动脉扩张、增粗,漏斗部狭窄、细长呈管状。

心超、CT、MRI 图像均可见右心室流出道狭窄、主动脉骑跨、室间隔缺损及右心室肥厚。

3.7.16　什么是肺源性心脏病？影像学上有何表现?

肺源性心脏病简称肺心病,指慢性胸肺疾病、胸廓畸形、肺血管病变等引起肺动脉压力增高,导致右心室肥厚、扩大及右心功能不全。

临床上患者主要有咳嗽、咳痰、心悸等症状,部分患者可有咯血。当合并心功能衰竭时,患者可出现心慌、气急、呼吸困难、发绀、颈静脉怒张、肝大、腹水、下肢水肿等症状。

X 线、CT 图像表现:①慢性胸肺疾病、胸廓畸形表现,如慢性支气管炎、广泛肺组织纤维化、肺气肿、胸膜肥厚及胸廓畸形等。②肺动脉高压表现,可见肺动脉段增粗、突出,右下肺动脉增粗,横径＞15mm,外围肺血管细小,形成"肺门残根征"。③右心室增大(图 3-67)。

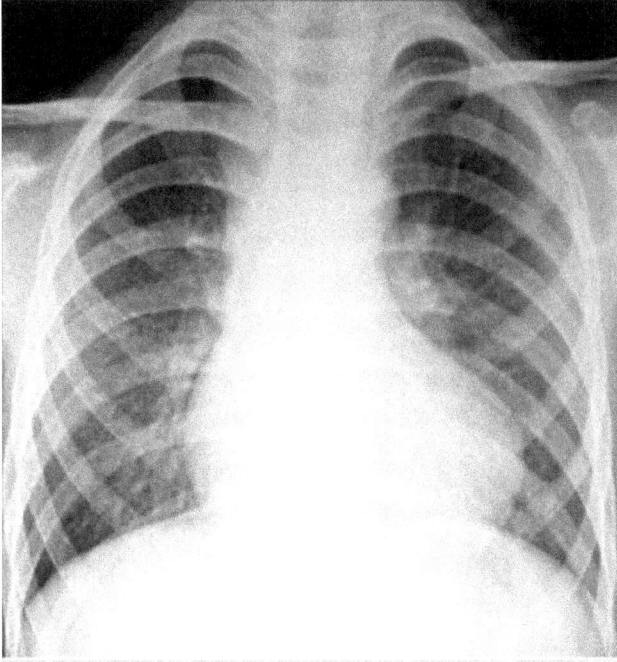

图 3-67　胸片显示肺源性心脏病

3.7.17　什么是高血压性心脏病？影像学上有何表现？

高血压性心脏病指由长期高血压而引起的左心室增大或以左心室为主的心脏增大甚至心功能不全。

高血压的诊断标准为收缩压≥140mmHg 和(或)舒张压≥90mmHg。高血压按病因可分为原发性高血压和继发性高血压,90%的高血压为原发性高血压。原发性高血压的基本病理基础为全身细小动脉广泛性痉挛,造成周围血管血流阻力增大,使动脉血压升高,进而对动脉系统、心、脑、肾等器官造成损害。外周血管阻力增加,久而久之,可引起左心室肥厚,以致左心室扩张,进一步影响左心房而导致肺淤血,严重者可波及右侧心脏而引起右心乃至全心衰竭。

临床上患者主要表现为头疼、头晕、失眠、心悸、气短等高血压症状。当左心衰竭时,患者出现呼吸困难、端坐呼吸、咯血和心绞痛等。

X线影像表现因高血压的程度和时间长短不同而各异,轻者心脏不大或左心室圆隆,肺血管纹理正常;重者左心室增大,主动脉迂曲、延长及扩张,心脏呈"主动脉"型(图 3-68),并伴有不同程度的肺淤血及间质性肺水肿等。

心超、CT、MRI 图像可显示左心室径线增大、左心室壁及室间隔弥漫性肥厚及升主动脉扩张。

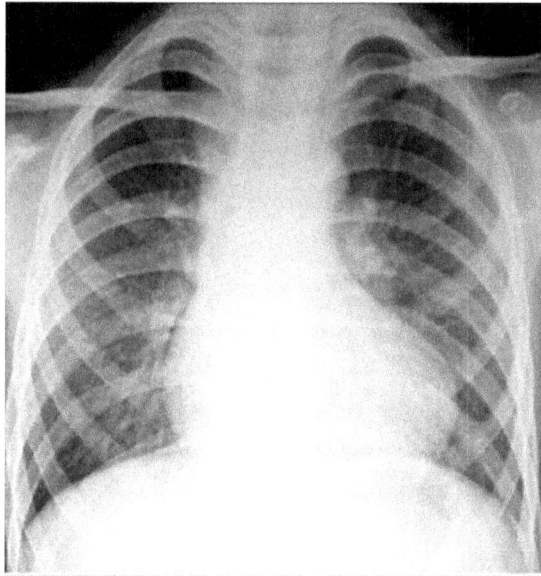

图 3-68　胸片显示高血压性心脏病

3.7.18　什么是风湿性心脏病? 影像学上有何表现?

风湿性心脏病分为急性风湿性心肌炎与慢性风湿性心瓣膜病。前者是风湿热累及心脏,包括心包、心肌、心内膜,以心肌受累较重,影像学缺乏特征性表现。后者是急性期后的慢性心脏瓣膜损害,导致瓣膜的开闭功能发生障碍。病变可累及任何瓣膜,以二尖瓣损害最常见,其次为主动脉瓣,可为联合瓣膜受累。其基本病理改变为瓣叶不同程度增厚、卷曲,可伴钙化,瓣叶交界粘连开放受限,造成瓣口狭窄,瓣叶变形,乳头肌和腱索缩短、粘连,使瓣膜关闭不全。瓣膜狭窄常合并瓣膜开放不全。

二尖瓣狭窄使左心房压力增高,导致左心房扩大和肺循环阻力增加,最后引起肺循环高压。右心负荷加重,致使右心室肥厚、增大。当二尖瓣关闭不全时,左心室收缩使部分血液向左心房反流,造成左心房压力增高。如果累及肺循环,那么也可引起肺循环高压。

临床上瓣膜损害较轻或心功能代偿期可无明显的临床症状,患者仅在轻度活动后出现心悸、气短。当二尖瓣狭窄时,患者表现为易疲劳、劳力性呼吸困难、咯血等,心尖部可闻及隆样舒张期杂音。当二尖瓣关闭不全时,患者表现为心悸、气短、左心衰竭等,心尖部可闻及收缩期杂音。

X 线影像表现:①二尖瓣狭窄　心影呈"二尖瓣"型,肺动脉段突出,左心房及右心室增大,以左心房增大为主,出现心左缘第三弓影及心右缘双心房影;左心室及主动脉结缩小,支气管分叉角度增大;肺血增多,表现为肺淤血,严重时可出现间质性肺水肿或肺循环高压表现(图 3-69)。②二尖瓣关闭不全　在轻度二尖瓣关闭不全时,肺血可正常或有轻度肺淤血,左心房、左心室可不同程度增大;在重度二尖瓣关闭不全时,左心房和左心室明显增大,且常伴右心室增大。

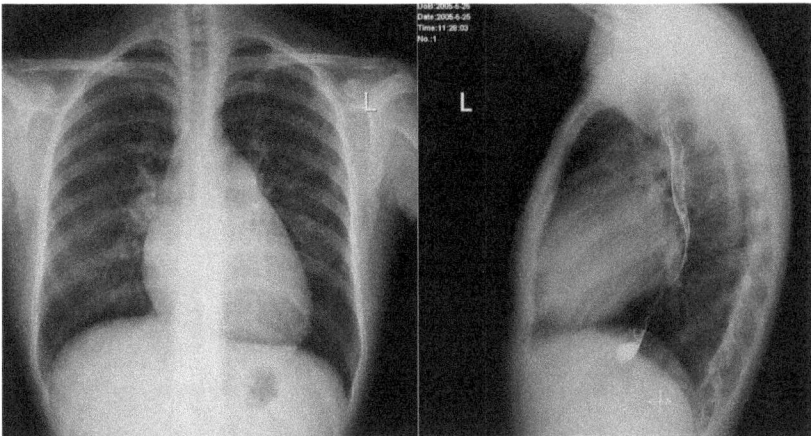

图 3-69　胸片显示风湿性心脏病二尖瓣狭窄

心超检查:①二尖瓣狭窄　M 型超声心动图可见二尖瓣前叶因增厚、钙化、粘连,在舒张期开放时 A 峰与 E 峰消失,EF 斜率减低,曲线呈"城墙样"改变;二尖瓣后叶由于与前叶交界处粘连,与前叶的运动曲线平行,呈同向运动,因此前、后叶的回声均增强。二维超声心动图:左心室长轴及心尖四腔位均可清楚显示左心房扩大,二尖瓣前、后叶回声增强,舒张期瓣叶开放受限,前叶的体部膨向左心室流出道方向,前、后叶呈弯沟状(图 3-70)。如累及瓣下结构,则腱索增粗、缩短和融合。左心室短轴断面示二尖瓣开放时瓣口呈"鱼口样"狭窄,此层面可测量二尖瓣口面积。多普勒超声心动图:将脉冲多普勒取样容积置于二尖瓣口左心室侧时,其流速直接反映左心房与左心室之间的压力阶差。当二尖瓣狭窄时,流经二尖瓣口的舒张期血流速度增快,为 1.5cm/s 及以上,正常时不超过 1.2cm/s;经二尖瓣口的血流为色彩呈红色为主的五彩镶嵌色的高速血流(图3-71)。②二尖瓣关闭不全 二维和M型超声心动图显示二尖瓣口收缩期对合欠佳以及左心房、左心室扩大。多普勒超声具有定性和定量的诊断价值;彩色多普勒敏感性和准确性更高,可直接显示收缩期左心房内源于二尖瓣口的五彩镶嵌色反流束(图3-72)。根据反流束面积与左心房面积关系,可对病变程度进行半定量分析:①轻度反流 反流束面积/左心房面积比值小于20%。②中度反流 反流束面积/左心房面积比值为20%～40%。③重度反流 反流束面积/左心房面积比值大于40%。

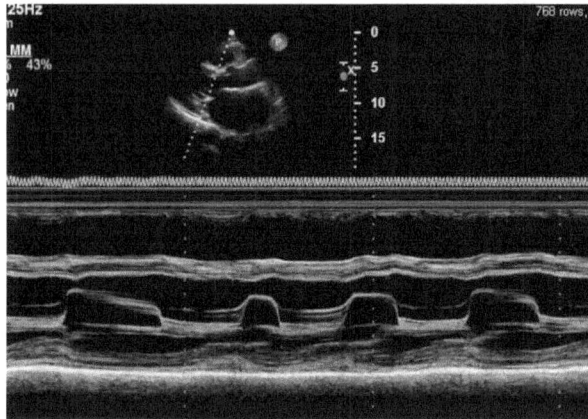

图 3-70　二尖瓣狭窄的 M 型超声心动图

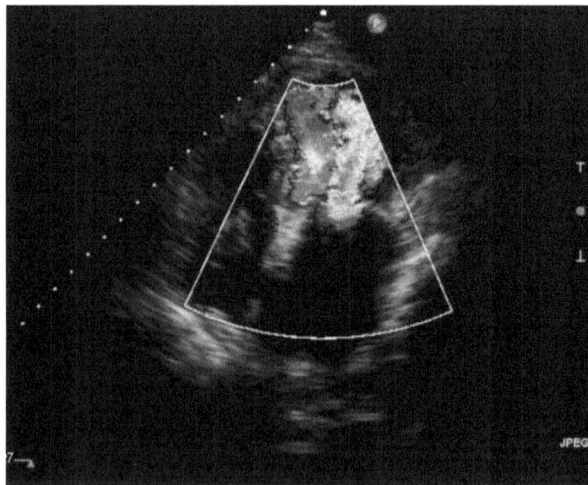

图 3-71　二尖瓣狭窄的多普勒超声心动图

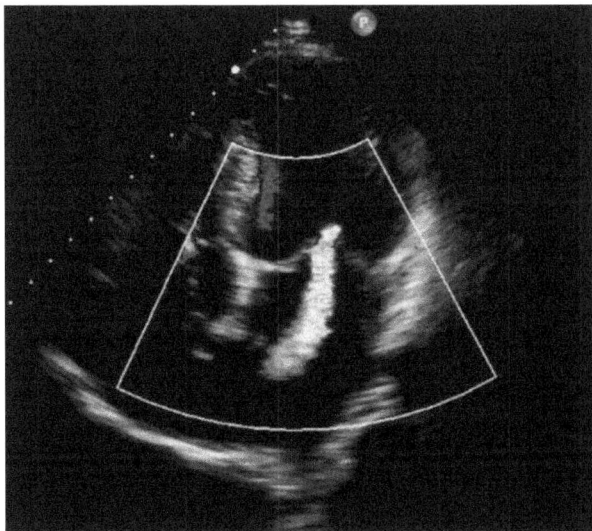

图 3-72　二尖瓣关闭不全的多普勒超声心动图

　　CT 影像表现：①二尖瓣狭窄　常规 CT 检查可见二尖瓣瓣膜钙化及左心房增大，右心室肥厚；多层 CT 的心电门控电影扫描，可显示瓣口狭窄的情况。②二尖瓣关闭不全　可见左心房、左心室增大，右心室不同程度增大。

　　MRI 影像表现：①二尖瓣狭窄　可显示左心房增大、右心室肥厚及左心房内血栓影；MRI 电影可显示心室舒张期通过狭窄的二尖瓣口后喷射的血流，呈流空的无信号影。②二尖瓣关闭不全　可显示左心房和左心室增大；MRI 电影可显示心室收缩期左心房内经二尖瓣口血液反流所致的低信号影。

3.7.19　什么是冠心病？影像学上有何表现？

　　动脉粥样硬化性病变累及冠状动脉，导致管腔狭窄、阻塞而引起心肌缺血的一系列后果称为冠状动脉粥样硬化性心脏病，简称冠心病。动脉粥样硬化病变主要发生在内膜。早期内膜下脂质沉着，继之伴有纤维组织增生，逐渐形成向腔内隆凸的斑块，斑块可形成溃疡，并可继发血栓形成，导致血管狭窄和（或）阻塞，从而造成心肌缺血和坏死。

　　冠心病的主要临床表现有心绞痛、心肌梗死及梗死后并发症、心律失常、心力衰竭和猝死等相关症状。高龄、肥胖、糖尿病、高血压等是冠心病的主要危险因素。

　　X 线平片检查无法定性诊断冠心病，一般情况下心脏形态、大小和肺血管纹理多无异常改变。

　　超声心动图可用于观察左心室形态、大小,测定左心室射血分数及区域性运动功能等,当出现室壁瘤、梗死性室间隔缺损、二尖瓣反流和左心室附壁血栓时,超声检查的作用更加明显。近年来,以心导管为基础发展起来的冠状动脉内超声进展迅速,在导管的顶端嵌有小型高频的超声换能器(即超声探头),其经动脉内导管逆行插入冠状动脉,可直接显示冠状动脉病变。与心血管造影相比,其突出优点为可同时显示管壁和管腔的病变。

　　目前,MRI已经发展成为冠心病的一种常用诊断检查技术。采用自旋回波序列 T_1WI 可显示心脏解剖结构,除常规获取横轴面图像外,还可根据需要加扫冠状面和矢状面,以便全面显示心腔形态、大小及室壁厚度。MRI电影则可动态地观察左心室各个节段的室壁运动状态并计算室壁增厚率及左心室射血分数等。当前首过法心肌灌注扫描已应用于临床。MR心肌灌注延迟显像已经发展成为主要的检查技术,用于识别心肌梗死后的瘢痕组织。一般认为,如心肌灌注延迟显像出现高信号,则提示为瘢痕组织。简言之,所谓的MRI"一站式"扫描能够观察心内结构、心功能、室壁运动状态,显示室壁瘤、心肌缺血和心肌活性等,可直接指导临床治疗。

　　多层螺旋CT冠状动脉造影(multi-slice detector spiral computed tomography angiography,MSCTA)不仅能够多视角观察管腔,而且能够显示管壁结构及其毗邻组织,如管壁的钙化及管腔内的软斑块等(图 3-73)。

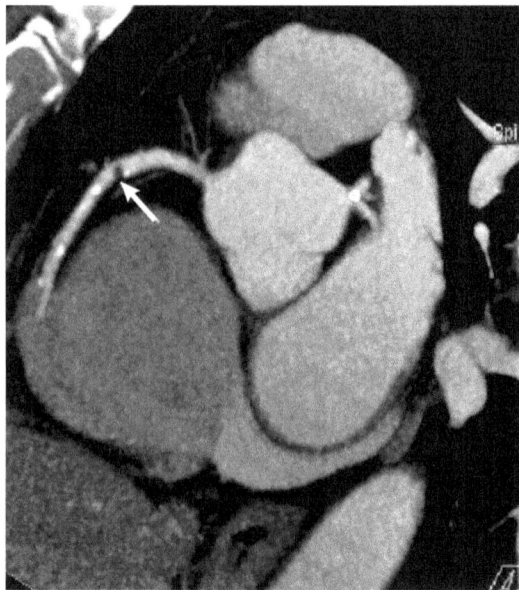

图 3-73　MSCTA 示右冠状动脉软斑块(箭头所指处)

　　X 线冠状动脉造影仍然是诊断冠脉疾病的"金标准",其主要表现为管腔边缘不规则、半圆形"充盈缺损"及不同程度的向心性狭窄和阻塞(图 3-74)。通常按管腔内径狭窄、阻塞程度进行分度,如管腔内径狭窄低于 50%、50%~74%、75%~90% 分别为轻、中、重度狭窄,超过 90% 为阻塞。超过 75% 的狭窄被认为有重要临床意义的狭窄。

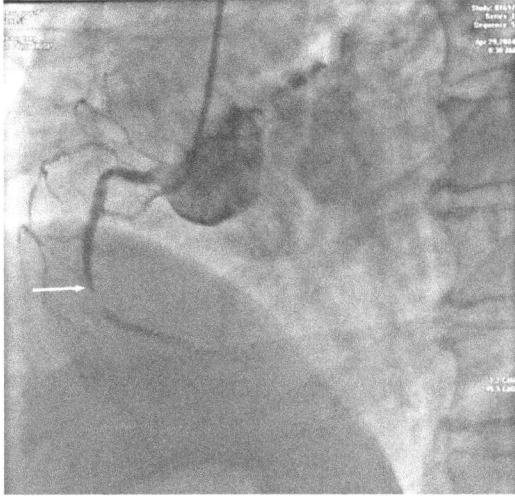

图 3-74　冠状动脉造影示右冠状动脉主干狭窄(箭头所指处)

3.7.20　什么是心肌病? 影像学上有何表现?

　　心肌病指主要侵犯心肌的病变,可分为原发性和继发性。原发性心肌病发病原因不明,可分为扩张型、肥厚型和限制型。继发性心肌病发病原因很多,有感染性、内分泌和代谢性、中毒、药物过敏等。心肌及其间质炎性改变或退行性变可造成心肌收缩力下降、心腔内血量增多,从而使相应房室增大。

　　扩张型约占原发性心肌病的 70%,心脏呈球形增大,主要侵犯左心室或双心室,以心腔扩大为主,通常肌壁不厚,心室收缩功能减低。该型多见于中青年,且以男性为多。肥厚型约占原发性心肌病的 20%,心肌肥厚,心腔不扩张,且多缩小、变形,心室容量减小。该型多见于青少年,男女性无差别。限制型最少见,主要指心内膜心肌纤维化和嗜酸细胞增多性心内膜心肌病。由于心内膜心肌瘢痕形成,限制了心脏的充盈,因此患者晚期可发生心腔闭塞。

　　临床上患者常有心悸、气促、胸痛、眩晕、心律失常及心力衰竭等,有时可有胸部压迫感、腹胀、咯血、肺部啰音及肝大、颈静脉怒张等。

X线影像表现：①扩张型心肌病　心脏呈中度至高度增大，呈"普大型"或"主动脉"型，各房室均可增大，而以左心室增大为主；两心缘搏动减弱；多伴有不同程度的肺淤血、间质性肺水肿（图 3-75）。②肥厚型心肌病　心脏一般不增大或仅左心室轻度增大，心脏搏动正常或增强；肺血管纹理多为正常。

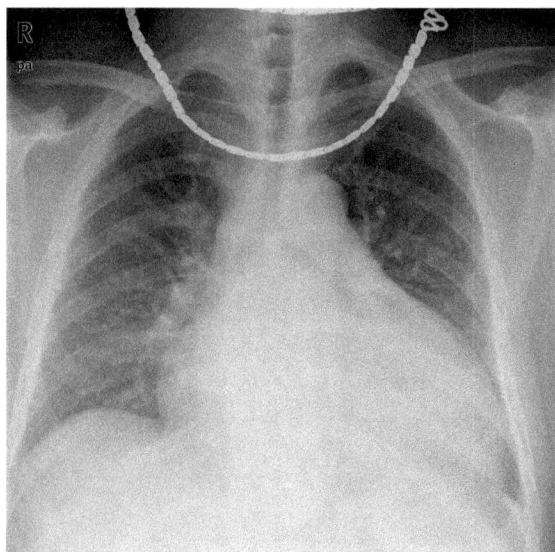

图 3-75　胸片显示扩张型心肌病

CT、MRI、超声影像表现：①扩张型心肌病　可见左、右心室腔扩大，心室壁变薄（图 3-76）。②肥厚型心肌病　可见心室壁和室间隔增厚（图 3-77）。

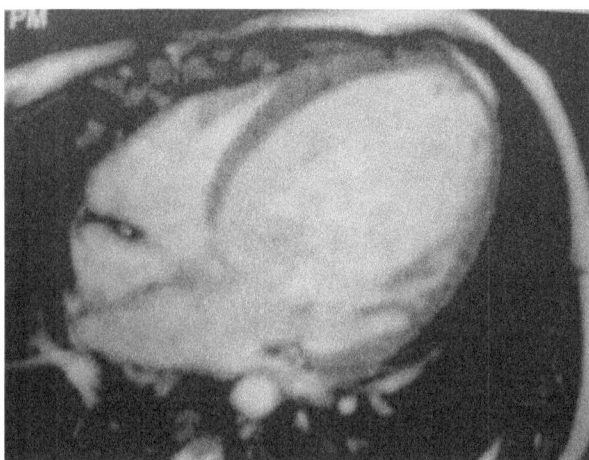

图 3-76　胸部 MRI 显示扩张型心肌病

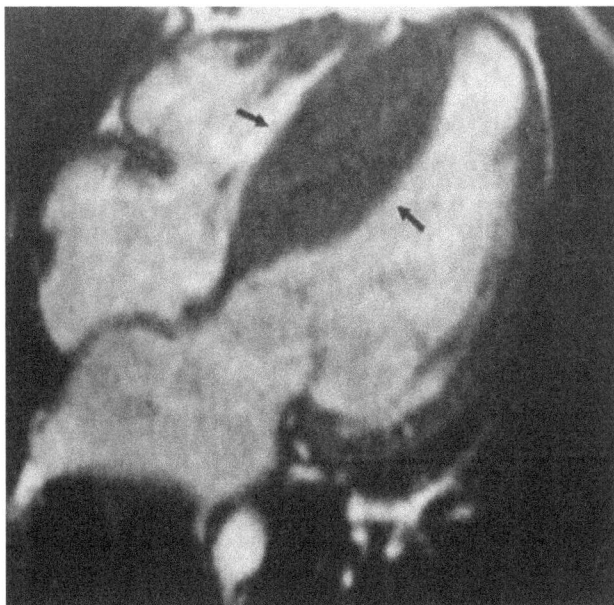

图 3-77　胸部 MRI 显示肥厚型心肌病

3.7.21　什么是心包积液？影像学上有何表现？

正常心包腔内有液体量 10～20ml，当心包腔内液体量超过 50ml 时，称为心包积液。小于 100ml 者为少量积液；100～500ml 为中等量积液；500ml 以上者为大量积液。引起心包积液的因素有很多，按照病因可将心包积液分为结核性、化脓性、病毒性、风湿性等，以结核性最多。积液性质可为血、脓、纤维蛋白等。积液使心包腔内压力升高，当达到一定程度时，可压迫心脏导致心室舒张功能受限，使心房和体、肺静脉回流受阻，从而使心房和静脉压力升高，心脏收缩期排血量减少，甚至可出现心脏压塞。

临床上少量心包积液患者可无临床症状。大量积液时，患者表现为乏力、发热、心前区疼痛；急性者可有心脏压塞症状，如呼吸困难、面色苍白、发绀、端坐呼吸等。体检示心音遥远、颈静脉怒张、心包摩擦音、血压及脉压均降低、肝大和腹水等。

X 线影像表现：心包积液在 300ml 以下者，X 线可无明显改变；中等量以上心包积液者，典型 X 线征象为心影向两侧扩大呈"普大型"或烧瓶样（图 3-78），心腰及心缘各弓的正常分界消失，心膈角变钝，心脏搏动普遍减弱甚至消失，上腔静脉不同程度扩张,主动脉搏动可正常,数日至一周内心影大小可有明显变化,肺纹理多正常。

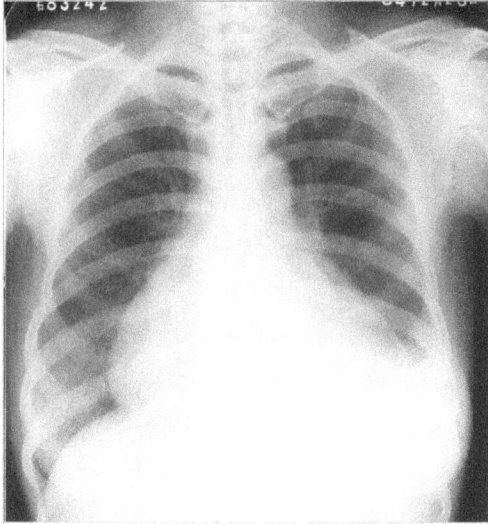

图 3-78 心包积液(平片)

CT、MRI、超声均可直接显示心包腔内充满液体(图 3-79)。

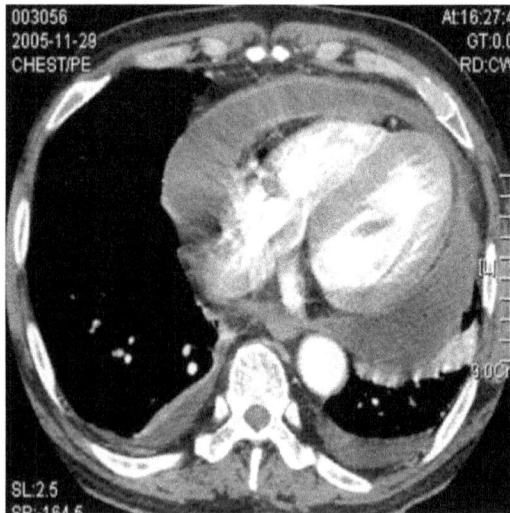

图 3-79 心包积液(CT)

3.7.22　什么是缩窄性心包炎？影像学上有何表现？

缩窄性心包炎主要由心包积液吸收不彻底,引起心包脏、壁层肥厚、粘连、钙化,逐渐发展而成。一般以心室面,包括膈面增厚、粘连为著,右心侧较左心侧增厚更明显,而大血管根部较轻。心包异常增厚,首先限制心脏的舒张功能,使体、肺静脉压力升高,静脉回心血量下降,心排血量降低,继而限制心脏收缩功能,导致心力衰竭。

临床上患者多表现为乏力、发热、心前区疼痛,严重者出现呼吸困难和心脏压塞的其他症状,如面色苍白或发绀、腹胀、水肿或端坐呼吸。体检可发现患者颈静脉怒张、腹水、奇脉、心音低钝和静脉压升高等。

在 X 线影像上,心脏大小多为正常或轻度增大,少数可呈中度增大;两侧或一侧心缘僵直,各弓分界不清,心外形常呈三角形或近似三角形;心脏搏动减弱,甚至消失;上纵隔影增宽;心包钙化是该病的特征性表现,可呈蛋壳状、带状、斑片状等高密度影,多分布于右心室前缘、右心房和房室沟区;上腔静脉、奇静脉扩张;左心房压力增高时可出现肺淤血征象;可伴胸腔积液和胸膜改变。

CT、MRI 影像上可见心包增厚(厚度>4mm),伴有钙化(图 3-80)。

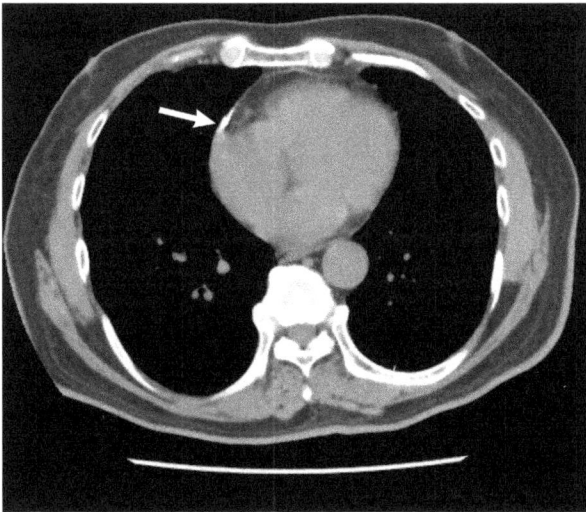

图 3-80　心包钙化:CT 平扫显示右侧心包钙化(箭头所指处)

3.7.23 什么是主动脉瘤？影像学上有何表现？

主动脉发生病理性扩张，当内径超过正常管径的 50% 时，称之为主动脉瘤。主动脉瘤分为真性主动脉瘤和假性主动脉瘤。真性动脉瘤由血管壁的三层组织结构组成。假性动脉瘤是动脉壁局部破裂后由血块或邻近结缔组织包绕而形成的。主动脉瘤根据形态可分为梭形、囊状和混合型。

临床上胸主动脉瘤患者可无症状，常见症状有胸痛，压迫食管而出现吞咽困难；压迫气管、支气管可有咳嗽、气急；压迫喉返神经引起声嘶。腹主动脉瘤患者常表现为腹部搏动感，可触及搏动性肿块，有压痛和细震颤。常见症状为腹痛，多位于脐周和中上腹部。瘤体压迫髂静脉可引起下肢水肿，压迫一侧输尿管可致肾盂积水及肾功能减退。

胸片可以发现纵隔增宽或主动脉局部扩大，部分可见动脉瘤壁钙化；腹主动脉瘤有时可见局部膨胀钙化的动脉瘤壁。

DSA（图 3-81）、CT（图 3-82）、MRI（图 3-83）影像上可清楚显示动脉瘤的部位、大小、形态、瘤壁钙化及瘤体与周围结构的关系；瘤周对比剂外渗，则表示动脉瘤渗漏。计算机体层摄影血管造影（computed tomography angiography，CTA）、磁共振血管造影（magnetic resonance angiography，MRA）可显示附壁血栓、主动脉渗漏或破入周围组织脏器，可以行 3D 图像重建，显示与分支血管的关系。

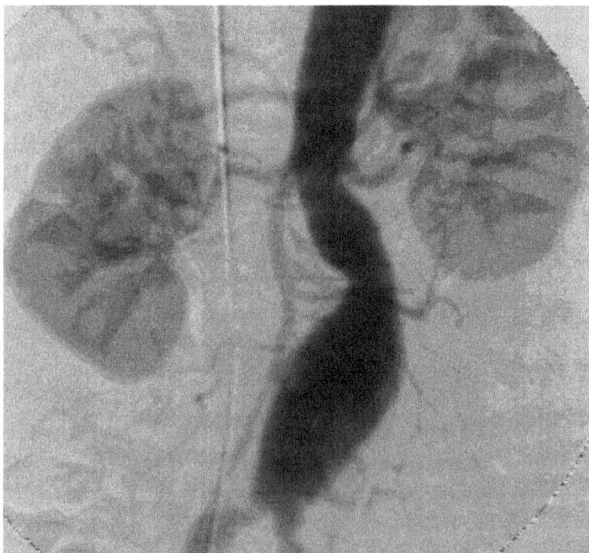

图 3-81　DSA 示腹主动脉瘤

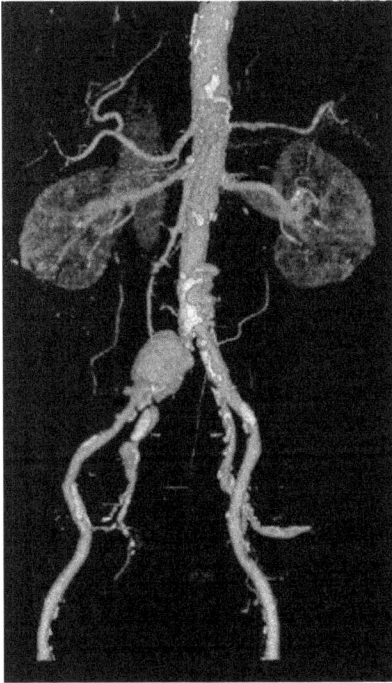

图 3-82 　 CTA 示右侧髂总动脉瘤

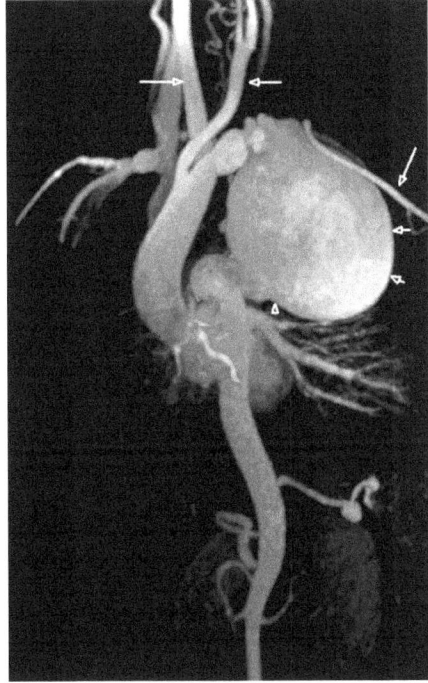

图 3-83 　 MRA 示胸主动脉瘤

3.7.24 　 什么是主动脉夹层？影像学上有何表现？

正常的人体动脉血管由三层结构组成，即内膜、中膜和外膜。三层结构紧密贴合，共同承载血流通过。主动脉夹层指主动脉内膜局部撕裂形成破口，血液流入逐步剥离的内膜并扩展，在动脉内形成真、假两腔，从而出现一系列包括撕裂样疼痛在内的表现。

大部分主动脉壁内可见两个破口（即入口和出口）。根据主动脉夹层内膜裂口的位置和夹层累及的范围，可将主动脉夹层分为以下三型（图 3-84）。

DeBakey Ⅰ型：夹层源于升主动脉近段，伸展至主降主动脉其至腹主动脉。

DeBakey Ⅱ型：夹层源于升主动脉，止于无名动脉水平。

DeBakey Ⅲ型：夹层源于主动脉弓狭部，可伸展至腹主动脉其至髂动脉分叉，如仅累及胸主动脉者，则为Ⅲ A 型；如向下累及腹主动脉者，则为Ⅲ B 型。

Stanford A 型：相当于 DeBakey Ⅰ型和Ⅱ型；Stanford B 型：相当于 DeBakey Ⅲ型。

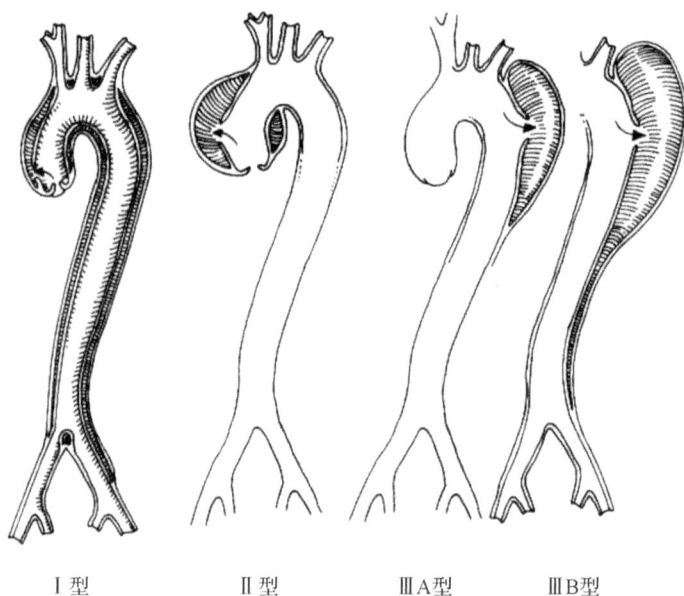

Ⅰ型　　　　　　　　Ⅱ型　　　　　　　ⅢA型　　　　　　ⅢB型

图 3-84　主动脉夹层分型示意图

　　临床上主要症状为突发胸背痛,有如撕裂样、刀割样,可向颈及腹部放射。

　　平片上可见上纵隔或主动脉影增宽,主动脉(内膜)钙化内移,心影增大。连续短期复查,上述征象多呈进行性加重。

　　主动脉造影可见对比剂在真腔内通过内膜破裂口时发生喷射、外溢或壁龛样突出。当对比剂进入假腔后,在真、假腔之间可见线条状透亮影,该透亮影为撕裂的内膜片,有时还可见充盈缺损(为附壁血栓)。

　　CT 平扫可显示主动脉壁钙化内移;增强扫描可见主动脉形成真、假腔两个腔,两个腔之间的条状影为撕裂的内膜片。通常真腔较小,受压变形,而假腔较大,内可有附壁血栓。行 MSCTA 三维重组有利于显示病变(图 3-85)。

　　MRI(图 3-86)可显示真腔与假腔,两者的血流速度不同,真腔内血流速度快,一般显示无信号;假腔内血流速度慢,常可出现信号,内可有附壁血栓,呈中高信号;内膜片位于真、假腔之间,呈等信号或低信号。

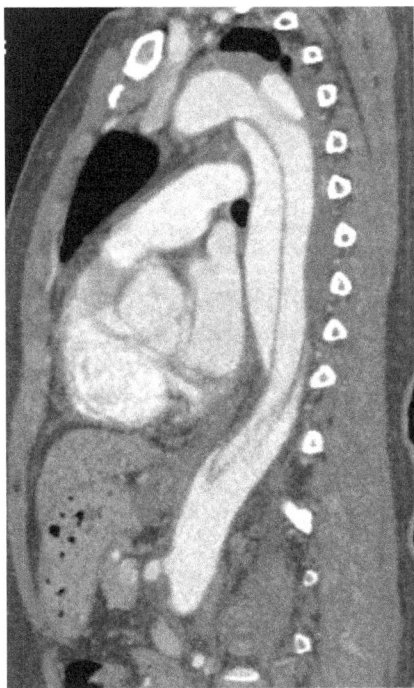

图 3-85　CTA 腹主动脉夹层

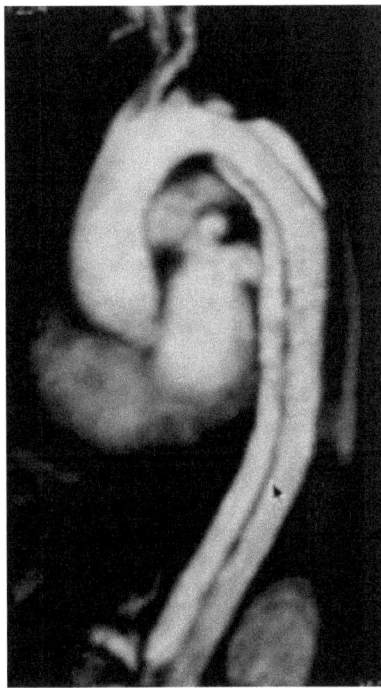

图 3-86　MRA 腹主动脉夹层

内科保守治疗、外科手术和介入治疗是急性主动脉夹层的主要治疗方法。对于 Stanford A 型主动脉夹层患者,应积极施行外科手术。对于 Stanford B 型主动脉夹层患者,在急性期或亚急性期选择何种治疗方法国内外尚有争议。但对于伴有并发症(主动脉破裂、主动脉周围或胸腔积液增多、主动脉管径明显迅速增大、不能控制的高血压、充分保守治疗不能缓解的胸痛及脏器缺血等)的急性 Stanford B 型主动脉夹层患者,应选择腔内修复术或外科手术。

第 4 章

介入治疗

第 1 节　基础知识

4.1.1　什么是介入放射学？

介入放射学是指在医学影像设备的直接监视和导引下,应用医疗器械(导管、切割针、电极针、支架等)经皮肤穿刺或生理腔道取得组织学、液体材料进行诊断或对疾病进行微创治疗的一门学科。微创治疗包括药物注射、血管栓塞、腔道成形、引流、局部肿瘤热消融、冷冻消融或放射性粒子植入等,其特点是微创、安全、有效。介入放射学融合了医学影像、内科、外科、物理学和材料学等多个学科,目前已经成为一些疾病的主要治疗手段,如中晚期肝癌的动脉栓塞治疗、脑动脉瘤的栓塞治疗等。

4.1.2　胸部介入放射学技术有哪些？

胸部包含有多个脏器。在众多胸部疾病诊治中,介入放射学扮演着重要的角色,许多疾病可以单独采用介入方法,或将介入方法作为其中的一个重要手段和组成部分。介入放射学技术主要包括以下几种。

(1)活组织穿刺检查术。在影像设备的引导下,经皮穿刺直接将穿刺活检针插至病变的组织内,通过抽吸、切割等方法,取得细胞或组织学标本,然后进行病理学诊断,以明确疾病的性质。如肺肿瘤的活检已成为临床肺肿瘤诊治的重要手段。

(2)肺部肿瘤的治疗。①经皮导管内药物灌注术　该方法可治疗原发性肺癌及肺转移癌。通过在大腿根部穿刺股动脉,将 $1\sim2mm$ 直径的导管引入动脉内,并选择性插入肿瘤供血动脉(如支气管动脉),然后在局部注入抗肿瘤药物,使肿瘤局部的药物浓度提高,从而增强杀灭肿瘤细胞的作用。②肿瘤血管栓塞术　通过经导管内注入明胶海绵、栓塞颗粒、微球等栓塞材料堵塞肿瘤的供血动脉,促使肿瘤缺血坏死。③肿瘤消融术　将消融电极针经皮直接穿刺到肿瘤组织内,通过热消融(如射频、微波)、冷消融(氩氦刀)技术使肿瘤组织凝固性坏死。④放射性粒子植入术　经皮穿刺将穿刺针穿入肿瘤内,按术前的治疗计划将放射性粒子布局在肿瘤内,通过局部放射治疗来杀死肿瘤细胞。该方法有效率较高,适应证广,患者住院周期短,并发症少。目前,放射性粒子(碘 125)植入术已成为肺肿瘤的一种有效治疗手段。

(3)胸部血管性疾病的治疗。①经导管血管栓塞术　将导管插入异常血管,经导管注入栓塞材料,达到止血、封堵异常血管团等目的。如支气管动脉栓塞术治疗肺部大咯血、肺动静脉畸形等。②经导管血管成形术　通过外周血管途径送入球囊、支架等医用材料,撑开狭窄或闭塞的血管,达到开通和恢复血流的作用。如纵隔或肺部肿瘤,压迫上腔静脉,引起上腔静脉狭窄、闭塞,导致发生阻塞综合征,然后用支架植入的方法将支架留置在狭窄部位,利用支架的自膨胀特性和支撑力将局部狭窄的上腔静脉撑开,使上半身静脉血液回流入心脏。

(4)气道、食管成形术。该成形术包括气管、支气管内金属支架植入术,食管球囊扩张和支架植入术,目的是开通狭窄或闭塞的气管、支气管和食管。目前还有采用粒子支架,在开通狭窄腔道的同时对肿瘤进行碘 125 粒子的内照射治疗。

(5)经皮穿刺引流术。通过经皮穿刺置入引流管,对异常积液进行引流。该引流术包括肺脓肿、脓胸、恶性胸腔积液、纵隔脓肿引流术等,尤其是对纵隔部位的引流,采用 CT 导引下引流既准确又安全。

(6)其他介入治疗技术,如胸椎压缩性骨折、椎体肿瘤等,可采用透视引导下的经皮穿刺椎体骨水泥成形术,达到镇痛、增加脊柱稳定性等目的。

第 2 节 穿刺活检术

4.2.1 什么是穿刺活检术？其适用于哪些情况？

胸部病灶的穿刺活检术指在影像设备,如 CT、MRI、超声或透视的引导下,将穿刺针精准地送达到胸部病灶部位,通过抽吸、切割等方法取出病灶组织或细胞样本,然后进行相关细胞学、病理学以及基因学的检查,以达到明确病灶性质的目的。

(1)适应证:①肺结节或肿块性病变,用于诊断肿瘤和非肿瘤病变,判断肿瘤的良恶性、原发性与转移性,尤其是位于肺外围的病灶;②肺部慢性浸润性病变;③来源于胸膜的病变,如胸膜的肿块;④纵隔内肿块。

(2)禁忌证:①不能合作、剧烈咳嗽和躁动不安者;②凝血功能障碍;③重度呼吸功能障碍;④肺大疱伴限制性通气障碍;⑤肺动脉高压、肺源性心脏病;⑥血管性疾病,如血管瘤、肺动静脉畸形等。

4.2.2 胸部病灶穿刺活检术前患者需要做哪些准备工作？

胸部病灶穿刺活检术前,患者需要做好以下准备工作:
(1)查血常规、出凝血时间等,了解患者的凝血功能。
(2)携带最近的胸部影像检查资料,如 CT、MRI 或 X 线片等。
(3)医师在术前向患者交代相关手术风险及并发症等情况,取得患者的知情同意和配合。

4.2.3 胸部病灶穿刺活检术时患者需要注意什么？

胸部病灶穿刺活检术时,患者需要注意以下事项:
(1)胸部穿刺活检术是一种简便、安全的微创性操作,术时患者应保持安静、放松。
(2)配合医师采取合适的体位(如仰卧位或侧卧位),穿刺过程中应避免咳嗽、身体移动等,以免影响操作,按照医师的指令进行相应的屏气。

（3）穿刺结束后患者原则上应在穿刺室观察 10～30 分钟，以便及时发现气胸等相关并发症，并及时进行引流等处理。

4.2.4 胸部病灶穿刺活检术是如何进行的？

一般采用 CT 引导下穿刺活检术，患者多采取仰卧位，有时也采取俯卧位、斜卧位或侧卧位，以便获得最佳的穿刺路径。穿刺前进行 CT 扫描定位，确定穿刺进针路径。局部皮肤消毒、铺无菌巾，局部麻醉后行胸部病灶穿刺。穿刺针进入病灶后，再次进行 CT 扫描确认，即采用活检器械抽取或切割组织，完成抽取或切割后拔针，包扎后结束操作。有时可通过同轴针进行多次或多点穿刺，以取得更多组织，有助于病理学诊断，并满足相关免疫组化和基因检测的要求。

4.2.5 胸部病灶穿刺活检结果阴性是否就没事了？

在对胸部疾病的诊断中，穿刺活检术是一种安全而且实用的检查方法。该方法简便易行，准确率高，对恶性肿瘤的诊断准确率可达 85%～98%，良性病变准确率稍低。对孤立性结节病灶的活检成功率高于弥漫性病变。对临床或影像学高度怀疑恶性肿瘤的患者，若一次穿刺结果为阴性，并不能完全排除肿瘤的诊断，应再次进行穿刺活检或其他进一步的检查。

4.2.6 胸部病灶穿刺活检术后患者需要注意什么？

由于胸部穿刺活检术可引起疼痛、气胸、肺部出血、感染、针道种植等并发症，尤其是老年肺气肿患者，其气胸发生率较高，因此穿刺活检术后患者需要注意是否有胸闷、气急、心慌等症状，有时可在术后第 2 天出现，一旦出现上述症状，且不能及时缓解，应立即告知医师或到医院诊治。

一般情况下，穿刺针道可出现轻度疼痛不适，1～2 天后消失，无须给予特别处理。若出现剧烈疼痛，则可进行镇痛处理，大多数患者的疼痛可在 1 周内消失。如肺穿刺活检后出现少量气胸，则一般不需要处理，可自行吸收；当出现中等量或大量气胸时，应及时采取抽气或负压引流的方法进行治疗。

第3节 消融术

4.3.1 什么是肺部病灶消融术？其适用于哪些情况？

肺部病灶消融术指在超声或 CT 的引导下，将消融针插入肺部病灶（通常是恶性肿瘤）内，通过消融针局部发热（60～100℃）或制冷（－140℃），将肿瘤热死或冻死的手术方式。常用于肺部的消融术有热消融（射频消融、微波消融）和冷冻消融（氩氦刀），其中最常用的是射频消融。

消融术适用于以下情况：①心肺功能差、年龄大不能手术或其他原因不愿手术的较小肺癌（肿瘤最大径≤3cm，无淋巴结及远处转移）患者。②原发病变得到有效控制，肺内转移灶较小、总数较少的肺转移瘤患者。③肿瘤较大、较多或已为晚期的患者，通过消融术可以最大限度地杀死肿瘤组织，达到减小肿瘤、缓解症状的目的。

4.3.2 肺部病灶消融术前患者需要做哪些准备工作？

肺部病灶消融术前，患者需要做好以下准备工作：

（1）检验检查。进行血、尿、大便常规和凝血功能检查，并根据病情进行肝肾功能、肿瘤标志物、血型检查和感染筛查，以及心电图、肺功能等检查。

（2）影像检查。需在近期行胸部 CT，必要时可行 PET/CT、腹部 B 超、骨发射型计算机断层成像（emission computed tomogrraphy，ECT）扫描、头颅磁共振检查。

（3）病因检查。术前需行肺穿刺活检或者纤维支气管镜活检等，以明确病灶性质或获得临床确诊。

（4）术前准备。术前禁食 4 小时，必要时口服镇咳剂。

4.3.3 肺部病灶消融术时患者需要注意什么？

穿刺时患者平静呼吸，减小病灶移动，以利于精准穿刺。术中如出现少量咯血，不必过分紧张。患者在穿刺和消融过程中有任何不适，应及时告知手术医师。

4.3.4 肺部病灶消融术是如何进行的？

　　根据病灶的位置、消融的安全性和有效性、患者的舒适性和耐受性选择合适的体位。通过 CT 扫描确定最佳穿刺点并标记，随后进行消毒麻醉，大多数情况下仅麻醉穿刺区的皮肤和胸膜即可。然后在 CT 引导下进行消融针穿刺，根据病灶大小行单根或多根消融针布针，并到达理想的位置。助手连接消融仪和电极针，设定相应的参数，并试运行；确定无误后通电，达到所需的时间或热能量，炭化针道并拔针，完成消融治疗（图 4-1 和图 4-2）。

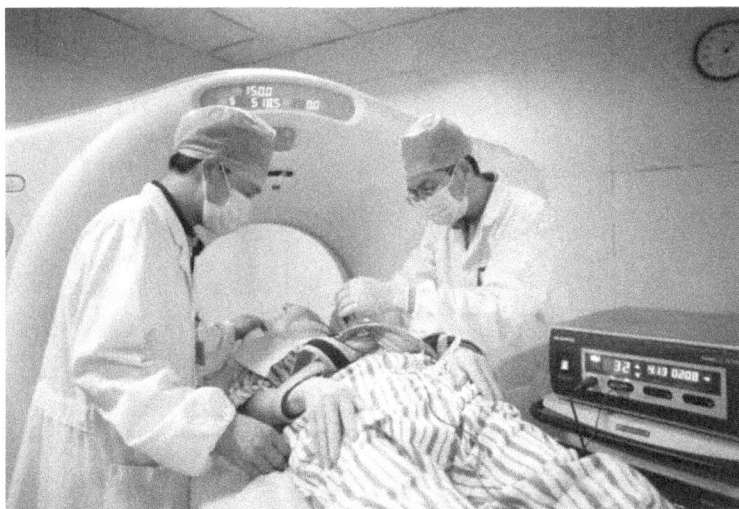

图 4-1　CT 引导下肺部肿瘤射频消融术

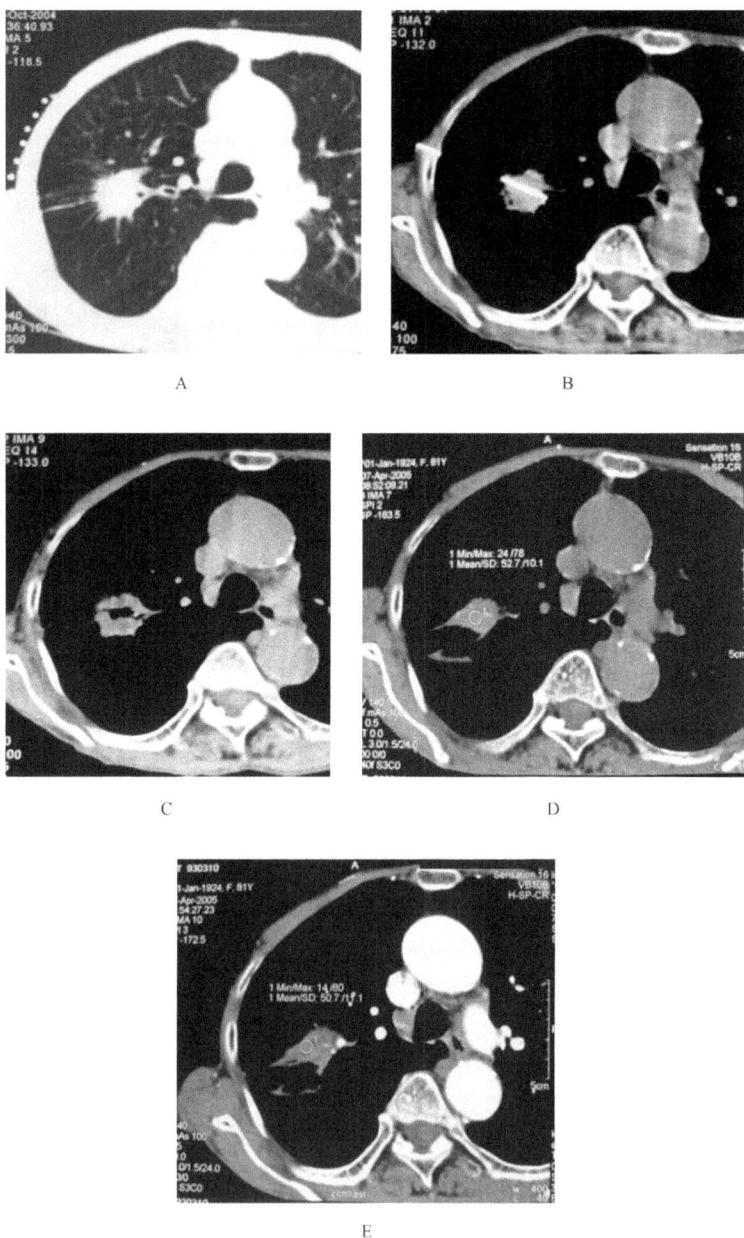

图 4-2　肺癌射频消融术；患者，女，80 岁。咳嗽 5 天，胸部 CT 发现右上肺肿块，

穿刺活检示肺腺癌，综合评估不适合肿瘤切除手术，选择射频消融术

A. 术前 CT 显示右上肺 3.3cm×3.7cm 肿块；B. 消融针经皮穿刺进入肿块；

C. 消融术结束拔针后，CT 扫描显示肿块内部分气化；D. 半年后复查，

肿块缩小至 2cm×2cm；E. 增强后未见强化，说明肿瘤组织血供不明显

4.3.5 肺部病灶消融术后患者需要注意什么?

患者在术后 24 小时内卧床休息,避免用力,以免发生或加重气胸。术后短期低热(体温＜38.5℃)属消融后反应(吸收热),无须处理。术后 1 个月和 3 个月到医院复查,观察消融后的变化以及检查有无消融不全等。

第4节 动脉栓塞术

4.4.1 什么是支气管动脉栓塞术？其适用于哪些情况？

支气管动脉栓塞术是一种治疗各种原因引起的支气管动脉损害所造成的咯血和肺癌的微创手术。通过股动脉穿刺，将导管送入支气管动脉，然后将栓塞材料注入损伤的支气管动脉或肿瘤供血动脉内，使目标血管闭塞，从而达到微创止血或堵塞肿瘤血管，使肿瘤缺血坏死的目的。

适用范围：①肺结核、支气管扩张、原发性肺癌、肺脓肿、真菌感染等致急性大咯血危及生命者（每天咯血500ml以上或一次咯血100ml以上）。②反复大量咯血经内科治疗无效者（图4-3）。③咯血经外科手术治疗复发，或不愿行外科手术者。④隐源性出血，经过其他检查不能明确出血部位，要求行支气管动脉造影检查，从而明确诊断并且同时行微创止血治疗。⑤原发性肺癌中、晚期。

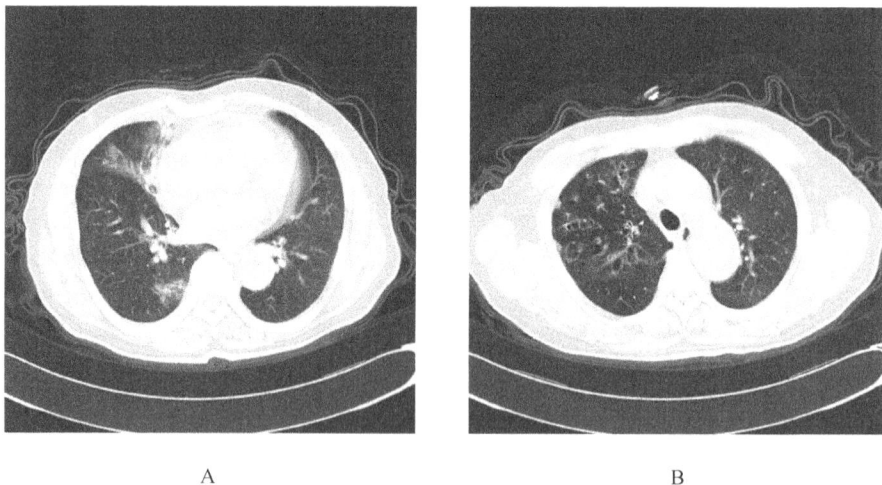

A   B

图4-3 支气管扩张

A、B为同一患者的胸部CT片：可见右肺支气管呈明显囊柱状扩张，右肺多发斑片模糊影，诊断考虑右肺支气管扩张伴肺泡内积血。内科已行垂体后叶素等药物治疗，效果欠佳，仍反复咯血，急诊行支气管动脉栓塞术

4.4.2 支气管动脉栓塞术前患者需要做哪些准备工作?

支气管动脉栓塞术前患者需要做好以下准备工作:

(1)查血常规、凝血功能、肝功能、电解质等。

(2)签署手术知情同意书。

(3)腹股沟区备皮。

(4)静脉留置针。

4.4.3 支气管动脉栓塞术时患者需要注意什么?

患者取仰卧位,保持身体制动,尽量小幅平静呼吸;术中配合医师要求进行屏气;手术过程中静卧,若有不适应及时告知医师。

4.4.4 支气管动脉栓塞术是如何进行的?

(1)一般经股动脉穿刺引入导管,将导管送至胸 4 至胸 6 水平,寻找支气管动脉开口。

(2)当导管确定引入支气管动脉后,进行造影以进一步了解血管解剖、病变性质、病变范围和血供情况。

(3)栓塞时,尽可能将导管深入支气管动脉,使用微导管超选择至"责任"血管远端,再将颗粒样栓塞材料如明胶海绵、微球等与对比剂混合,置于 5ml 注射器内,透视下经导管慢慢推注,观察血流阻断情况。同时根据情况选用弹簧圈或其他血管近端栓塞剂。

(4)栓塞后重复血管造影,了解栓塞情况,必要时再次栓塞,满意后拔管(图 4-4),穿刺部位压迫止血,加压包扎后结束手术。

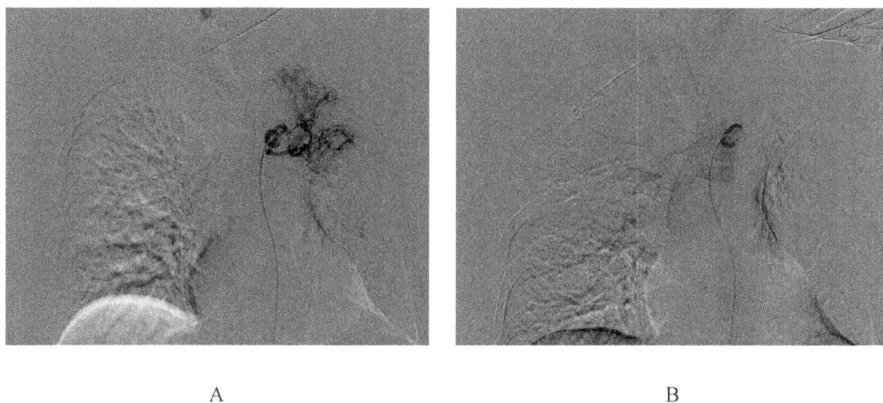

A   B

图 4-4 支气管动脉栓塞术

A. 造影示左侧支气管动脉明显增粗、扭曲,远侧见丰富血管网及异常染色灶;

B. 使用微球行支气管动脉末梢栓塞,再以明胶海绵颗粒行支气管动脉主干

巩固栓塞后,复查造影可见异常血管网消失

4.4.5　支气管动脉栓塞术后患者需要注意什么?

支气管动脉栓塞术后,患者需要注意以下事项:

(1)患者要卧床休息 24 小时,穿刺侧肢体伸直制动 12 小时,12 小时后可在床上轻微活动,但不能剧烈活动,也不能剧烈咳嗽,以免穿刺点出血。

(2)术后可能出现异常反应或不适,如低热、胸痛等,患者应及时报告医务人员处理,不必紧张和焦虑。

(3)避免进食刺激性食物而诱发咳嗽。

第 5 节　放射性粒子治疗

4.5.1　什么是肺部放射性粒子治疗？其适用于哪些情况？

肺部放射性粒子治疗是一种将放射源植入肺部肿瘤内，使其持续释放出射线以杀死肿瘤的治疗手段。目前，临床常用的放射性物质是碘 125。将碘 125 粒子植入肺部肿瘤内或被肿瘤侵犯的组织中，通过碘 125 粒子持续发出低能量 γ 射线，最大限度杀伤肿瘤组织，而周围正常组织损伤较轻或不受损伤，从而达到治疗的目的（图 4-5）。

碘 125 粒子在人体组织内的有效辐射距离仅为 1.7cm，因此无须考虑环境污染和辐射防护问题。肿瘤组织间植入放射性粒子治疗的方法已经有 100 多年历史。肺部恶性肿瘤的放射性粒子植入治疗最早由美国学者格雷厄姆（Graham）在 1933 年开始使用。在 CT 或超声等影像的引导下，经皮穿刺植入碘 125 粒子治疗创伤小、疗效佳、副作用小，患者在术后 2 天即可出院。

此外，碘 125 粒子植入也可配合肺部恶性肿瘤的化疗。化疗全身用药，粒子植入属局部的治疗，两者结合可提高晚期肿瘤的疗效。肿瘤切除术中植入碘 125 粒子治疗，可扩大手术的治疗范围，获得更好的疗效。

碘 125 粒子植入治疗适用人群：①肿瘤最大直径不超过 7cm（基本要求）；

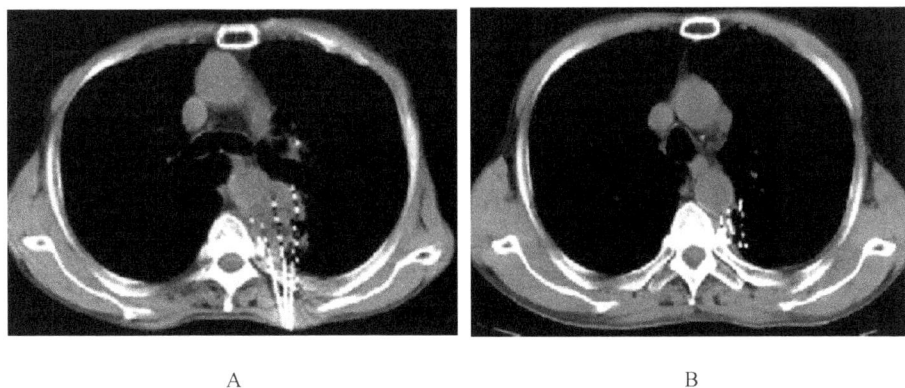

A　　　　　　　　　　　　　　B

图 4-5　左肺癌 CT 引导下植入放射性粒子

A. 2 个月前；B. 植入放射性粒子 2 个月后，左肺癌病灶几乎消失

②手术、放疗、化疗等综合治疗后局部仍有未得到控制的存活肿瘤(补救治疗);③不适合或拒绝手术切除/放疗/化疗的肺部恶性肿瘤患者(一线治疗);④配合手术、放疗、化疗等综合治疗,以提高疗效等。

4.5.2 肺部放射性粒子治疗前患者需要做哪些准备工作?

肺部放射性粒子治疗前,患者需要做好以下准备工作:

(1)了解粒子植入治疗原理、操作过程、可能发生的并发症及解决方法,树立治疗信心,以便更好地配合治疗。

(2)术前行血常规、凝血机制等检查;常规行 CT 增强扫描,明确病变范围、坏死区及供血血管与相邻血管的走向。

(3)术前禁食、禁水 4 小时,避免操作过程中发生呕吐而引起窒息或误吸。

(4)局部皮肤保持清洁、干燥,穿宽松、棉织衣服。

4.5.3 肺部放射性粒子治疗时患者需要注意什么?

根据病情,患者取仰卧位、俯卧位或侧卧位等合适体位并保持止动;维持平稳呼吸,并根据医师的要求进行屏气;避免剧烈咳嗽;手术过程中若有不适,应立即告知操作医师。

4.5.4 肺部放射性粒子治疗是如何进行的?

通过计算机系统制订粒子植入计划,根据模拟穿刺布针、放射处方剂量和粒子活度计算得到粒子的数目,粒子经高压灭菌消毒后备用。

治疗时体位的选择取决于病灶的位置,一般选用仰卧位、俯卧位或侧卧位。常规 CT 断层扫描确定穿刺点所在的层面,根据肿瘤大小在适当层面选择 1~10 个标记点,每点间隔 0.5~1.0cm,在 CT 下测出每个点穿刺的角度和深度,记录备用。

常规消毒术区皮肤,铺无菌巾;局部麻醉后,按上述角度和深度进行穿刺,深度一般在 4.0~14.0cm,第一针应在 CT 下矫正位置,准确无误后再行其余各点的穿刺,并按计划植入粒子。由于肋骨的遮挡,因此常需要多次改变穿刺角度,以达到粒子的合理分布。在操作过程中反复使用 CT 机扫描,并根据治疗计划系统观察剂量分布情况,调整导针及粒子位置,确保剂量分布均匀。

粒子植入 1 个月后复查胸部 CT,进行质量验证,发现粒子不均匀(出现冷区)应及时补种粒子,以提高局部疗效。

4.5.5 肺部放射性粒子治疗后患者需要注意什么?

肺部放射性粒子治疗后,患者需要注意以下事项:

(1)放射性粒子植入能有效治疗病变,但术后可能出现异常反应或不适,患者应及时报告医务人员处理,不必紧张和焦虑。患者配合治疗并放松心情有助于早日康复。

(2)体内植入放射性粒子是治疗病变的一项新技术。粒子释放的射线衰退迅速,多数射线被消耗在治疗病变的过程中,故对周围人群的损伤很小。但在医师限定时间内,患者应尽量避免与周围人员密切接触,最好保持 1m 以上的距离;2 周内家属探视可保持 2m 距离;避免儿童和孕妇探视,1 个月内最好不要接触儿童、孕妇。

(3)注意休息,保持良好的心态,以清淡、易消化、高蛋白、高维生素、低脂肪饮食为主。

(4)遵照医嘱,定期复查血常规、X 线或 CT 等,检查放射性粒子在体内的数量及位置,并评估疗效。

第6节　心血管介入治疗

4.6.1　主动脉瘤可采用什么介入治疗方法进行治疗?

发现主动脉瘤时,首先应控制血压、血糖等伴发病。若主动脉瘤迅速增大或破裂,则需要立即处理,治疗方法包括外科手术及覆膜支架腔内隔绝术。前者指开胸或开腹切除动脉瘤,进行人工血管置换,但风险大,对患者身体创伤大。后者属于介入治疗,指在主动脉内置入覆膜支架,隔绝瘤腔并重建血流通路(图4-6),优点是对患者损伤小,心、肺等重要脏器并发症少,术后恢复快。

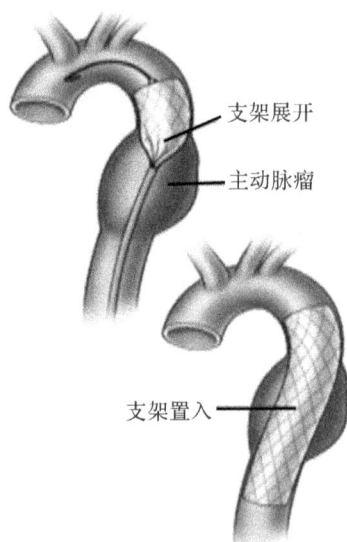

图 4-6　主动脉瘤支架置入术示意图

覆膜支架腔内隔绝手术过程:局部麻醉下经一侧股动脉穿刺,动脉造影明确动脉瘤的开口位置、范围及瘤体扭转程度;选择合适的覆膜支架,并通过导丝输送至指定位置,释放支架后用球囊导管扩张支架以免发生内漏。若腹主动脉瘤需放置分叉型支架,则应取双侧腹股沟切口。

覆膜支架腔内隔绝术的适应证:主动脉瘤进行性增大,升主动脉直径≥4.0cm,降主动脉直径≥5.5cm,腹主动脉直径≥5.0cm;主动脉瘤症状明显或已破裂,不能耐受传统开胸手术,马方综合征、特纳综合征、其他家族性胸主动脉瘤等高危患者;腹主动脉瘤应同时满足肾下段瘤颈距最低肾动脉开口至少 1.0～1.5cm,瘤颈与瘤体角度＞120°。

　　禁忌证:动脉瘤破裂且生命体征不稳定;对比剂过敏或肝肾功能不全;孕妇及血液病患者;动脉瘤累及腹主动脉主要分支(如肾动脉);其他禁忌证按照动脉瘤部位不同而异。

　　并发症:动脉损伤、内漏、支架移位及切口感染、支架感染、肢体远端血管栓塞等。

4.6.2　主动脉夹层可采用什么介入治疗方法进行治疗?

　　主动脉夹层 Stanford 分型包括 A 型和 B 型(图 4-7),其中 A 型指夹层累及升主动脉,无论远端范围如何;B 型指夹层累及左锁骨下动脉开口以远的降主动脉。主动脉夹层的治疗方法包括保守治疗、外科治疗及介入治疗。

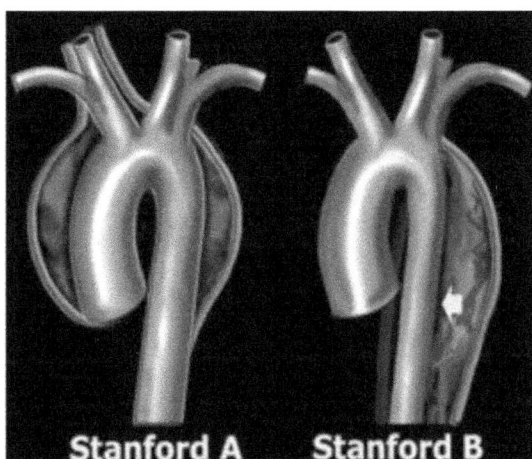

图 4-7　主动脉夹层分型示意图

　　主动脉夹层的介入治疗方法主要指覆膜支架主动脉腔内隔绝术(图 4-8),即经股动脉将导管送至升主动脉,含碘对比剂造影明确破口位置及大小,然后选择合适的覆膜支架封堵主动脉内膜撕裂口,减少血流进入假腔,恢复真腔血供及阻塞分支血管的血流灌注,防止夹层破裂;支架释放后再次造影,观察破口是否封闭完全,操作过程中应严格控制血压变化。

　　与外科开胸手术相比,其创伤小,麻醉简单,术后恢复快,更易为患者接受。其主要适应证为慢性 Stanford B 型主动脉夹层,内膜撕裂口距锁骨下动脉开口

1.5cm 以上者,急性主动脉夹层无并发症时需立刻干预。Stanford A 型主动脉夹层无法进行单纯介入治疗,常需开胸手术或杂交手术。

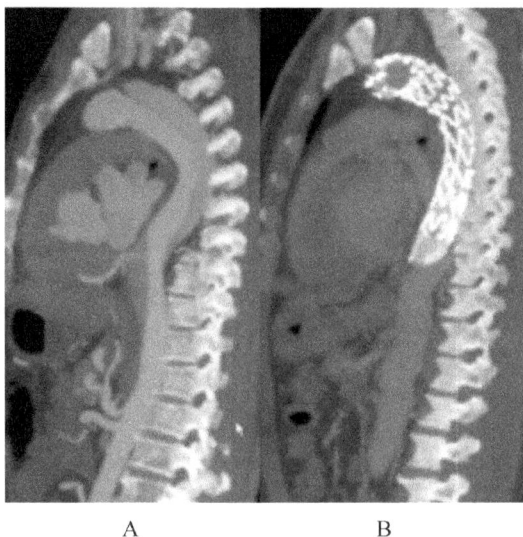

图 4-8 支架置入前后(CT 矢状位重组)

A. 置入前;B. 置入后

4.6.3 肺动脉栓塞可采用什么介入治疗方法进行治疗?

肺动脉栓塞的介入治疗方法主要包括腔静脉滤器植入术、导管内溶栓、肺动脉碎栓术、血栓抽吸术、肺动脉导管球囊血管成形及支架置入术等。

(1)腔静脉滤器植入术:主要用于预防肺栓塞的发生。其适应证包括:①下肢近端静脉血栓,存在抗凝治疗禁忌或出血并发症;②经充分抗凝仍反复发生肺动脉栓塞;③有血流动力学变化的大面积肺动脉栓塞;④肺动脉近端大块血栓溶栓前;⑤伴有肺动脉高压的慢性反复性肺动脉栓塞;⑥经肺动脉血栓切除术或肺动脉内膜剥脱术。常用的腔静脉滤器如图 4-9 所示。

(2)导管内溶栓:对于高危肺动脉栓塞患者,首选溶栓治疗。导管内溶栓尤其适合年龄>75 岁、外科手术后、既往有脑血管病史等溶栓相对禁忌的急性大块肺栓塞患者。

导管内溶栓通常采用健侧股静脉穿刺,将导管置于肺动脉主干进行造影,确定栓塞部位,调整导管位置至肺动脉血栓中,经导管直接灌注溶栓药物。

(3)肺动脉碎栓术:常配合导管内溶栓应用,血栓破碎后可以暴露新鲜血栓面,增加溶栓药物与血栓的接触面积,从而有利于溶栓药物发挥作用。碎栓装置包括:①高压水流再循环装置;②可旋转猪尾导管(图 4-10);③旋转网篮碎栓器;④局部机械消散术;⑤ Rotarex/Aspirex 导管。

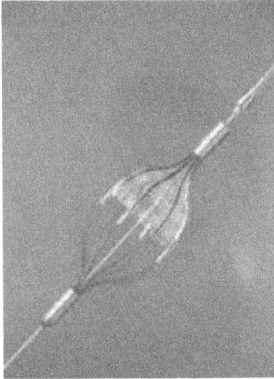

图 4-9　腔静脉滤器

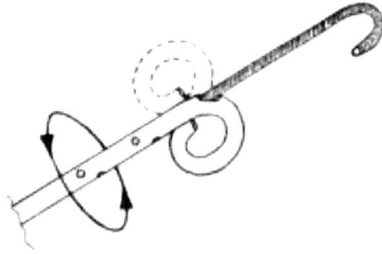

图 4-10　可旋转猪尾导管

(4)血栓抽吸术:在肺动脉造影明确肺动脉血栓部位后,将 8F 右冠状动脉导管头定位于血栓内,导管尾端注射器负压抽吸,吸住血栓后取出导管,反复多次进行,直至抽出的全为血液。血栓抽吸术的优点是简便、易行、创伤小,但由于不能在导丝引导下进入肺动脉,故不易到达理想位置且易损伤血管壁,碎栓能力差,操作时易使血栓脱落栓塞远端大分支。因此,目前血栓抽吸术与其他介入方法联合应用,主要用于碎栓后吸出破碎的栓子。

(5)球囊血管成形及支架置入术:球囊扩张挤压血栓,使血栓碎裂成细小血栓,利于吸栓或溶栓,但是有可能使较大的血栓脱落栓塞远端较大的分支血管。当肺动脉栓塞合并肺动脉狭窄时,球囊扩张后可行支架置入术,对慢性血栓性肺动脉高压有一定效果。

肺栓塞介入治疗的主要并发症包括胸腔及腹腔出血、咯血、肺动脉及右心穿孔、心律失常、支气管痉挛、心脏压塞,严重者可导致死亡,故应严格把握适应证,操作者需技术熟练,另外还需要急诊、影像、麻醉、重症监护室(intensive care unit,ICU)等多科室协作。

4.6.4　房间隔缺损可采用什么介入治疗方法进行治疗?

房间隔缺损是一种临床常见的先天性心脏病,传统治疗方法是在体外循环下切开右心房关闭缺损。目前可采用经皮介入封堵术,其常用 Amplatzer 型封堵器(图 4-11)。术者需熟悉血管走行、心内解剖特点,并熟练掌握介入技术。由于其手术入路较长,出血、血管损伤的风险增加,而且需接触 X 线,因此低龄、低体重患者不推荐采用该手术方法。但是,介入手术穿刺口小而隐蔽,美观且效果佳,受到了患者的青睐,现将其简介如下。

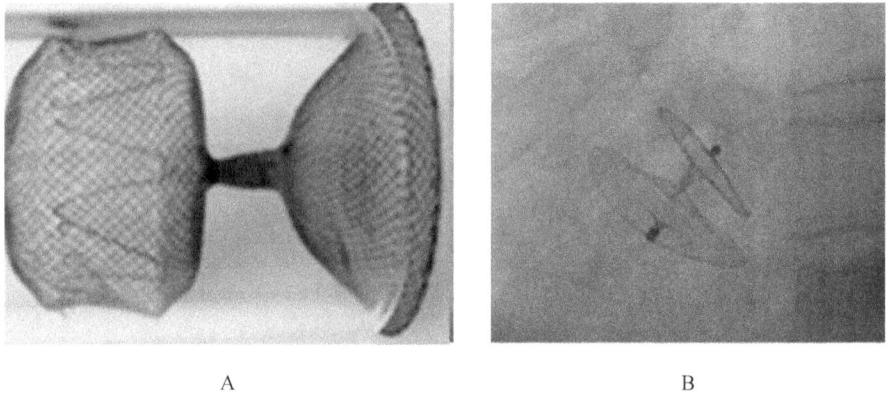

A   B

图 4-11　Amplatzer 型封堵器
A. 实物;B. X 线下所见

　　经皮介入封堵术程序:常规术前准备,手术在局麻下进行,常规选择右侧股静脉穿刺,进行右心导管检查,测定肺动脉压力,经食管超声测定缺损的尺寸、边缘条件、多个缺损的距离及空间关系、缺损间系带的软硬程度等,据此选择封堵器的大小,封堵器一般大于最大缺损 8～12mm。封堵器展开后,采用超声检查封堵器的位置形态、残余分流情况、有无影响瓣膜功能,满意后释放封堵器。

　　适应证:①年龄＞2 岁、体重＞12kg 的患儿。对于年龄＜2 岁、单纯房间隔缺损的患儿,若没有临床表现,则一般不进行介入封堵;若缺损较大且超声提示右心增大,患儿反复呼吸道感染,生长发育落后,则应及时进行干预。②缺损直径≤36mm 的卵圆孔型房间隔缺损,且房间隔总长度＞封堵器总长度;③缺损边缘至冠状动脉窦及右上肺静脉的距离≥5mm,至房室瓣的距离≥7mm;④伴有可逆性脑卒中的卵圆孔未闭;⑤复杂性先心病外科术后遗留的房间隔缺损或残余分流;⑥合并其他可介入治疗的先天性心脏病。

　　禁忌证:①原发孔型、静脉窦型房间隔缺损;②伴有部分或完全性肺静脉异位引流;③左心房内有隔膜或左心房发育不全;④心腔内、下腔静脉或盆腔内血栓形成;⑤伴有其他需要外科治疗的先天性心脏病或大血管异常;⑥重度肺动脉高压已有右向左分流;⑦全身性因素,如脓毒血症、反复肺部感染史、术前 1 个月内任何类型的严重感染性病变、预计寿命<3 年。

并发症:心律失常、残余分流、冠状动脉空气栓塞、血栓栓塞、封堵器位置不当或脱落、心脏压塞等。

尚存在的分歧:对于单孔型房间隔缺损,Amplatzer 型封堵器疗效肯定;对于多孔型房间隔缺损,疗效各异。多数学者认为,当多个缺损之间距离<7mm 时,应用 1 枚封堵器;当距离>7mm 时,应用多枚封堵器。此外,也有学者认为,应尽量使用 1 枚封堵器,这是因为多枚封堵器抱夹使心房内体积过大而影响心房功能,增加房间隔负担,牵拉心腔及瓣膜,可能影响瓣膜运动,导致心律失常;另外,多枚封堵器会增加患者的经济负担。多孔型房间隔缺损的手术关键是判断多个缺损的大小、距离及空间关系,难点是将导管通过最大缺损。

4.6.5 室间隔缺损可采用什么介入治疗方法进行治疗?

室间隔缺损是一种儿童常见的先天性心脏病,其治疗方法包括外科手术修补、经导管介入封堵及镶嵌治疗。相比前者而言,后两者创伤小、并发症少,更为患者所认可。

(1)经导管介入封堵术程序:常规术前准备,手术在局麻或全麻下进行,常规选择右侧股动脉或股静脉穿刺,进行右心导管检查,测定肺动脉压力及血氧水平,经食管超声测定缺损的位置、大小、数目及邻近结构、与瓣膜的关系、缺损边缘距主动脉瓣的距离等,然后选择合适的封堵器连接专用的输送导丝和递送导管,确定位置良好后,封堵器腰部嵌入缺损区,观察封堵器位置、有无分流和瓣膜反流,超声检查效果满意后释放封堵器。

封堵器的选择:封堵器的类型有小腰大边型(非对称型)、偏心型或对称型,可根据室间隔缺损的大小、形态、边缘情况、距右房室瓣的距离或主动脉瓣的距离及出入口的大小来选择。若膜部室间隔缺损有多个分流口而难以全部封堵时,可封堵最大的分流口,封堵器盘面的遮盖和腰部的挤压可以使小分流口封闭。

经导管介入封堵术的适应证:①膜周部室间隔缺损 患儿年龄通常不小于 3 岁,体重>10kg,有血流动力学异常的单纯性室间隔缺损,直径 3~14mm,缺损上缘距主动脉右冠瓣≥2mm,无主动脉右冠瓣脱入室间隔缺损及主动脉瓣反流,超声心动图显示缺损在大血管短轴五腔心切面 9:00—12:00 位置;②肌部室间隔缺损 缺损直径>3mm;③外科手术后残余分流;④心肌梗死或外伤后室间隔缺损。

禁忌证:①感染性心内膜炎,心内有赘生物,或存在其他感染性疾病;②封堵器安置处有血栓存在,导管插入路径中有静脉血栓;③巨大室间隔缺损及缺损解剖位置欠佳,封堵器放置后可能影响主动脉瓣或房室瓣功能;④重度肺动脉高压伴双向分流;⑤合并出血性疾病或血小板减少;⑥合并明显的肝肾功能异常;⑦心功能不全,不能耐受操作。

并发症:心律失常,瓣膜穿孔和(或)关闭不全,封堵器移位、残余分流和溶血,穿刺部位血管并发症,急性心肌梗死等。

(2)镶嵌治疗是在外科小切口开胸后,在跳动的心脏表面进行内科介入治疗,使外科手术和介入治疗优势互补,可以提高复杂或重症先天性心脏病手术的成功率。该治疗方法适用于肌部多发室间隔缺损患儿,尤其是同时合并其他心脏畸形者。但是,目前该技术尚不成熟,需要循证医学证据支持,其预后效果需长期随访。

镶嵌治疗的优点:①切口小,无须体外循环支持,降低围手术期并发症发生率及病死率,简化了手术过程,降低了手术风险和再手术率;②手术全程采用经食道超声心动图实时监测,保证封堵器的正确选择和安放,并可及时发现有无残余漏、是否累及二尖瓣膜等组织,及时给予处理;③通过心脏表面小切口,可将导管直接对应缺损,快速置入封堵器,并可反复测试封堵器定位的牢固程度;④经胸膜外行室间隔缺损封堵术,可保证胸膜腔的完整性,且对呼吸功能影响小;⑤通常无须放置胸腔引流管,术后肺部感染及肺不张的可能性显著降低;⑥若封堵失败,可行开胸体外循环手术进行补救,安全性高;⑦适应证广,对低龄、低体重、缺损较大、不适合内科介入治疗(尤其是合并多发畸形)的患儿,采用镶嵌技术疗效好,扩大了治疗范围。

缺点:①只适合膜部、嵴下或肌部室间隔缺损,影响主动脉瓣膜关闭;②不适合缺损为 2.5~12.0mm,较大的缺损或合并重度肺动脉高压的患者;③婴幼儿缺损偏大者易出现传导阻滞,一旦出现Ⅲ度传导阻滞,经处理后如无好转,则需尽早改体外循环手术取伞修补缺损;④封堵伞是异物,可能影响瓣膜或心脏其他组织,破坏红细胞,出现贫血和血红蛋白尿,当出现此种情况时,应改体外循环手术修补;⑤存在封堵伞脱落或残余分流的风险。

适应证:①膜周部室间隔缺损　年龄通常大于3月龄,有血流动力学异常的单纯性膜周部室间隔缺损,直径4~8mm;②有血流动力学异常的单纯肌部室间隔缺损,直径>3mm和多发肌部室间隔缺损;③干下型室间隔缺损不合并明显主动脉瓣脱垂者,1岁以内且室间隔缺损<6mm;④外科手术后残余分流;⑤心肌梗死或外伤后室间隔穿孔。

禁忌证:①对位不良型室间隔缺损;②隔瓣后房室通道型室间隔缺损;③合并明显主动脉瓣脱垂、伴主动脉瓣中度以上反流者;④感染性心内膜炎,心腔内有赘生物;⑤合并需要同期体外循环下外科手术纠正的其他心血管畸形,但不包括合并室间隔缺损的复杂畸形需要利用该技术缩短体外循环和阻断时间等情形。

并发症:早期封堵器未完全固定,封堵器脱落和移位、气体栓塞、瓣膜功能异常、肺静脉回流受阻、房室传导阻滞。

临床上应根据患者的缺损部位和大小、血流动力学改变、心功能状态、是否合并其他畸形及肺动脉高压等情况充分评估病情,并尊重患者的需求,对患者施行个体化的治疗方案。

4.6.6　动脉导管未闭可采用什么介入治疗方法进行治疗?

动脉导管是胎儿时期连接肺动脉与主动脉的一条重要通道,一般在出生2~3周后可达到解剖闭合,若逾期持续不闭合,则诊断为动脉导管未闭。一旦确诊,即应予以临床干预。目前其治疗方法包括药物治疗、外科治疗和介入治疗。介入治疗常用的封堵器是 Amplatzer 蘑菇伞型封堵器,其可自膨胀,由镍钛记忆合金丝编织而成,在 X 线或超声引导下通过导管送达指定部位。该方法操作简单,在临床上应用广泛。

动脉导管未闭介入治疗过程:在局部麻醉或基础麻醉(小儿)下,穿刺股动脉送入导管至主动脉行造影检查,明确动脉导管的位置、大小等,然后穿刺股静脉,送入导管经心脏至肺动脉、动脉导管直至主动脉,沿导管送入合适的蘑菇状封堵伞堵闭动脉导管,经主动脉造影观察伞的位置及封堵效果,若效果满意,则释放封堵伞;撤出所有导管,压迫止血、包扎。对于特别小的动脉导管,也可以采用弹簧圈进行栓塞。

绝对适应证:患儿体重≥4kg,年龄通常大于 6 个月,具有心脏超负荷的临床症状和体征,不合并需外科手术的其他心脏畸形或外科手术后有残余分流者。

相对适应证:无临床表现的室间隔缺损,经心脏超声检查动脉导管直径>14mm,若合并感染性心内膜炎需已控制病情达 3 个月,合并轻中度左房室瓣关闭不全或者合并轻中度主动脉瓣狭窄和关闭不全。

禁忌证:临床已确诊感染性心内膜炎,经心脏超声检查证实存在心脏瓣膜和动脉导管内有赘生物;已存在严重肺动脉高压,出现右向左分流,肺动脉阻力>14Wood 单位/m^2 体表面积;合并需外科手术矫治的心内畸形;合并其他不宜手术和介入治疗的情形。

临床上应根据患者的实际情况实施个体化治疗,以获得最佳的临床效果,并减少并发症的发生。

4.6.7 法洛四联症可采用什么介入治疗方法进行治疗?

法洛四联症一旦确诊,应早期施行手术根治。当伴发重度肺动脉狭窄时,体肺动脉侧支血管丰富,且这些侧支血管随年龄增长及病情进展而逐渐增多,在对此类患者行外科矫治术时术野受限,血管结扎率低,从而影响预后。因此,在外科矫治术前应用介入途径施行体肺动脉侧支血管栓塞合并结扎术,这样可有效减少手术创伤,保持术野清晰,并减少术后并发症,有利于提高矫治手术的成功率。

体肺动脉侧支血管栓塞合并结扎术的具体方法:在外科矫治术当日,经股动脉心导管造影明确体肺动脉侧支情况,根据侧支血管口径大小选择合适的弹簧栓子栓塞部分侧支血管,再次注入少量对比剂观察栓塞效果,栓塞术成功后即行外科矫治术。

介入栓塞时应注意的事项:单独供血的局部肺段侧支血管不予栓塞,以免发生肺梗死;参与脊髓供血的体肺动脉侧支血管不予栓塞,以免发生截瘫;直径较小的侧支血管不必栓塞,以免影响血流动力学;严密监测血压及血氧饱和度,一旦两者急剧下降,应立即停止栓塞并及时处理。

4.6.8 冠心病可采用什么介入治疗方法进行治疗?

经皮腔内冠状动脉成形术(percutaneous transluminal coronary angioplasty, PTCA)已经发展成为冠心病的主要治疗方法之一,与外科搭桥手术和传统的内科治疗互为补充。其主要操作过程是经导管将特制的球囊送至冠状动脉狭窄处,在 X 线透视监视下实施扩张,恢复血流,通常在行 PTCA 的同时植入血管内支架(图 4-12 和图 4-13)。

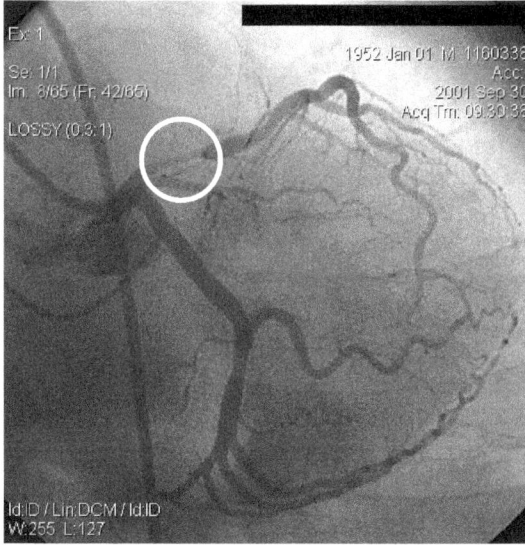

图 4-12　冠心病前降支近段重度
偏心性狭窄(圆圈处)

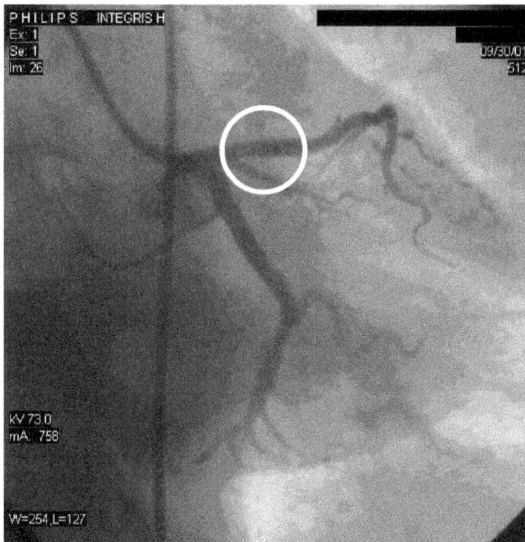

图 4-13　PTCA 结合支架植入后狭窄段
完全解除,管腔恢复通畅(圆圈处)

第 7 节　超声介入

4.7.1　肺部肿块超声导向穿刺的适应证与禁忌证有哪些?

　　肺部肿块超声导向穿刺的适应证:①临床及影像学检查疑为肺部恶性肿瘤,因远处转移或合并其他疾病,不宜手术或拒绝手术治疗者;②X线发现并经超声检查证实的肺外周型肿块,行纤维支气管镜检查失败者;③肺原发恶性肿瘤或转移癌,为选择放疗和化疗方案而明确病理组织学分类者;④原发部位不明确肺转移癌,穿刺活检了解转移瘤的组织来源者;⑤肺部炎性肿块(如肺炎假瘤、肺脓肿、结核球和叶间积液等),临床治疗前需明确诊断者。

　　主要禁忌证:①有严重出血倾向者;②近期严重咯血,呼吸困难、剧烈咳嗽或不能合作者;③有严重肺气肿、肺淤血者;④X线显示中心型肺癌,声像图不清者;⑤病灶位于心脏和大血管边缘或与其粘连而边界不清者。

4.7.2　超声介入应用于心脏疾病诊治有何临床意义?

　　超声介入应用于心脏疾病诊治具有以下临床意义:

　　(1)心包穿刺及置管引流。超声介入主要适用于各种心包炎引起的心包积液,明确病因和积液性质,急性心包填塞以及常规心包穿刺术难以成功,有穿刺风险的少量心包积液或局限性心包积液。传统的穿刺方法往往会出现严重并发症,而超声导向心包穿刺和引流具有直观、安全及并发症少等优点,是一种较为理想的诊治方法。

　　(2)心包活检及心包开窗术。以往心包活检术需要在全身麻醉下进行,对患者的创伤严重。借助超声导向经皮穿刺活检,可在心包上向胸膜腔开窗。这项技术对部分心包炎,心包肿瘤的病因、病理诊断的效果较好。

　　(3)超声导向下进行心内膜-心肌活检。这种方法临床应用时间不长,技术难度大。